Heinz Knieriemen

E-Nummern

- Sämtliche Lebensmittelzusatzstoffe
- Hinweise für Allergiker, Asthmatiker, Migräneanfällige und weitere Risikogruppen
- Gentechnisch hergestellte Zusatzstoffe
- Zusatzstoffe tierischen Ursprungs
- Mit separater Übersicht im Kreditkartenformat

Mit einem Beitrag zum Thema «Allergien» von Dr. med. Brander und Dr. med. Lang, Aeskulap-Klinik, Brunnen/SZ

AT Verlag

Liste der der Lebensmittelzusatzstoffe

(rot)	=	unbedingt zu meiden
(rosa)	=	Gefahrenpotenzial beachten
(grau)	=	Nach heutigem Erkenntnisstand unbedenklich
A	=	Allergie, Asthma (besonders von Allergikern und Asthmatikern zu meiden)
M	=	Migräne (vor allem von Menschen mit Neigung zu Kopfweh und Migräne zu meiden)
T	=	kann tierischen Ursprungs sein
Gen	=	kann gentechnisch hergestellt sein

5. Auflage, 2003

Herausgegeben in Zusammenarbeit mit
der Aeskulap-Klinik, Brunnen/SZ
sowie der Zeitschrift «Natürlich»

AT Verlag, Aarau/Schweiz
Gestaltung und Satz: Andreas D'Inca, Luzern
Umschlagbild: Atelier Lightning, Kölliken
Druck und Bindearbeiten: Kösel, Kempten
Printed in Germany

ISBN 3-85502-670-X

Inhalt

Transparenz oder Resignation?

Auf den 1. Mai 2002 werden in der Schweiz die Vorschriften im Lebensmittelrecht den EU-Standards angepasst. Unser Land erfüllt damit Verpflichtungen gegenüber dem Welthandelsabkommen (WTO), alle Hemmnisse, die den Handel mit Lebensmitteln erschweren, auszuräumen (Lebensmittelgesetz Art. 38).

In unserem E-Nummern-Buch, das sich bereits an internationalen Normen orientiert, sind die meisten der Neuerungen schon vollzogen. Neu aufgenommen wurden einige Emulgatoren, Stabilisatoren, Füllstoffe und Oberflächenbehandlungsmittel sowie der Eiweissbaustein L-Cystein (E 920), der als Mehlbehandlungsmittel Brötchen und Gebäck aufbläht und das Aroma verstärkt.

Gewichtiger ist das, was aus der E-Nummern-Liste verschwindet. So werden Coffein und Gelatine neu den Zutaten zugeordnet, womit bei letzterer auch alle Diskussionen über die Gefahren tierischer Bestandteile beendet sind. Ein Spezialfall ist Ammoniumchlorid (E 510), besser als Salmiak bekannt. Es wird nicht mehr als Zusatzstoff aufgeführt, darf aber wie bisher als Aromakomponente Lakritzen und Kaugummis zugesetzt werden. Backpulver dürfen neu kein Ammoniumcarbonat (E 503) mehr enthalten, da dieses als Hirschhornsalz bekannte Triebmittel nicht mehr in der Zusatzstoffliste figuriert. Von den Enzymen sind nur noch die Invertase (E 1103), die zur Produktion von flüssigem Invertzucker dient, und neu Lysozym (E 1105) als Zusatzstoff gekennzeichnet. Amylasen (E 1100), Proteasen (E 1001), Glucoseoxidasen (E 1102) haben keine E-Nummer mehr. Enzyme gelten neu grundsätzlich als Verarbeitungshilfsstoffe (Art. 16 Lebensmittelverordnung). Das gilt – im Gegensatz zu den modifizierten Stärken (E 1404–1450) – auch für das viel verwendete Maltodextrin (E 1400). Maltodextrin (Maltrin) verbessert die Schaumstabilität und verhindert das Auskristallisieren von Zucker. Es dient als Stabilisator, Füllstoff und Verdickungsmittel einer Vielzahl von Produkten wie Fertigsuppen, Süsswaren, Dressings, Kindernahrung, als Fettaustauschstoff in kalorienreduzierten Nahrungsmitteln und als Trägerstoff für Aromen, Gewürze und Vitamine. Es wird enzymatisch aus Stärke gewonnen, vor allem aus Mais. Darunter befindet sich immer auch ein gewisser Prozentsatz transgener Maissorten. Die enzymatische Modifikation der Stärke wird vor allem mit Amylasen durchgeführt, die heute überwiegend aus gentechnisch veränderten Mikroorganismen stammen. Indem diese Stoffe nicht mehr deklarationspflichtig sind, sind auch gentechnische Verunreinigungen kein Thema mehr. Bis zum Schwellenwert von 1% gelten diese ohnehin als «zufällige Verunreinigungen» und damit als kennzeichnungsfrei.

Kritisch beurteilt werden müssen die neu auch bei uns erlaubten antibiotischen oder antibakteriellen Lebensmittelzusatzstoffe wie Lysozym, Nisin, Natamycin und Hexamethylentetramin sowie die aus Kohlederivaten hergestellten Azofarbstoffe wie Tartrazin, Erythrosin, Azorubin und Amaranth. Kaum diskutiert wird die Ausweitung der Behandlung von Lebensmitteln mit ionisierenden Strahlen, die gegen den klaren Wunsch von Konsumentinnen und Konsumenten durchgesetzt wurde.

Immer wieder wird betont, dass bei der Neuordnung des Lebensmittelgesetzes Gesundheitsschutz und Transparenz im Vordergrund stehen. Neu müssen die bedeutendsten allergieauslösenden Substanzen deklariert werden, wenn sie in einem Lebensmittel zu mehr als 1 Gramm pro Kilogramm enthalten sind. Die Liste reicht von den glutenhaltigen einheimischen Getreiden wie Weizen, Roggen, Gerste, Hafer, Dinkel über Milch, Eier, Fische, Krebse, Sojabohnen, Erdnüsse, Baumnüsse, Haselnüsse, Mandeln bis zu Sesamsamen und Sellerie. Bedeutet eine solche Deklarationspflicht nun wirklich einen Fortschritt für Allergiker, Gesundheitsschutz und Transparenz für Konsumenten? Nein, sie stellt im Grunde nichts anderes als ein Resignieren vor den Realitäten dar, wie sie von der Nahrungsmittelindustrie geschaffen worden sind. Die genannten Allergieauslöser sind nämlich nicht Bestandteil der Lebensmittel – dann wären sie ohnehin auf der Zutatenliste aufgeführt. Es handelt sich dabei vielmehr um eigentliche Verschmutzungen, um Zusätze, die im Grunde nichts in den Lebensmitteln zu suchen haben, oder um Zusätze, die rein technologische Zwecke erfüllen.

Einige Beispiele dazu: Wenn auf Frühstücks-Cerealien, Cornflakes, Crackers usw. der Hinweis für Allergiker steht: «Kann Spuren von Erdnüssen, Nüssen und Mandeln enthalten», dann sind diese nicht Teil der Zutaten, sondern durch Produktionstechniken oder Zusatzstoffe dort hineingeraten. Bei modifizierten Stärken, die Gluten enthalten könnten, muss neu der Gattungsname mit der Angabe der spezifischen pflanzlichen Herkunft versehen werden (z.B. «modifizierte Weizenstärke»). Wer unter Zöliakie leidet, meidet jedoch ohnehin grundsätzlich alle Produkte mit modifizierten Stärken. Das eigentliche Problem stellt die diffuse Feinverteilung von Milchpulver, Milchzucker, Molke, Trocken- und Flüssigei, Nüssen, Soja, Schalentieren, Hülsenfrüchten usw. in Nahrungsmitteln dar. Fischallergiker können reagieren, wenn in Biskuits Eier von Hühnern enthalten sind, die mit Fischmehl gefüttert wurden. Nicht deklarationspflichtige Hilfsstoffe, so genannte funktionale Additive, werden in grossen Mengen aus den Chitinpanzern von Crevetten und Krabben gewonnen. Durch den biochemischen Abbau zu Chitosan und eine weitere Modifizierung wird daraus ein viel verwendeter, nicht deklarationspflichtiger Lebensmittelzusatz als fungizides Konservierungsmittel, als Antioxidans, als Mittel zur Klärung von Fruchtsäften und zur Abtrennung von Milchfett aus Molke und schliesslich unter dem Namen Bioconversion ein Rohstoff zur mikrobiellen Herstellung von Single Cell Protein. Neben den Hilfsstoffen ist es die grosse Zahl von undeklarierten Enzymen und Aromen, die Menschen mit allergischer Veranlagung immer mehr verunsichern. Eine Deklaration mit Warnhinweisen für Allergiker legitimiert und legalisiert nur die bestehende unbefriedigende Situation.

Allergische Reaktionen bis hin zur schwersten und lebensbedrohenden Form des anaphylaktischen Schocks können auch unterhalb der nun geltenden 1-Promille-Grenze ausgelöst werden, was sinngemäss auch für den Glutengehalt von Getreide bei Zöliakie und anderen Stoffwechselerkrankungen, Asthma, Unverträglichkeiten und Allergien gilt. Gar nicht in der Liste der zu deklarierenden Allergene sind Sojalecithin, Milchzucker, Bohnenmehl und Zitrusfrüchte aufgenommen worden, auf die bereits in Spuren viele Menschen reagieren. Es ist letztlich die diffuse Feinverteilung einer steigenden Zahl von Inhaltsstoffen, die in Nahrungsmitteln entweder nichts zu suchen haben oder rein funktionalen Zwecken dienen, welche das Heer der Allergiker vergrössert. Deshalb bringt die neue Deklarationspflicht all den Menschen, die sich mit Allergien, Stoffwechselkrankheiten und Unverträglichkeiten herumschlagen, keine wirklichen Fortschritte. Sie haben längst gelernt, allen industriell weiterverarbeiteten Lebensmitteln zu misstrauen oder ganz aus dem Weg zu gehen.

E-Nummern – ein Einkaufsschlüssel

«Frei von Zusatzstoffen und Genmanipulation» ist mittlerweile ein ernst zu nehmendes Argument. Ein Restaurant kann sich damit schmücken und klarmachen, dass seine Köche den Kartoffelstock aus frischen Kartoffeln und Milch herstellen und nicht etwa aus Fertigflocken mit den Emulgatoren Mono- und Diglycerid, den Stabilisatoren Natriumcitrat und Natriumdisulfit, Ascorbinsäure als Antioxidationsmittel, verschiedenen Geschmacksverstärkern und Aromastoffen. Oder auch, dass sie für den Kaffee frische Milch servieren und der Kaffee nicht etwa wie am Automaten mit einem Surrogat auf der Basis von Glucosesirup, gehärtetem Pflanzenfett, Kaseinat, Antiklumpmittel, Emulgator, Antioxidans und Farbstoff aufgehellt wird. Wer sich für Produkte «frei von Zusatzstoffen und Genmanipulation» entscheidet, freut sich an frischen und möglichst wenig verarbeiteten Lebensmitteln.

E-Nummern auf Etiketten von Lebensmitteln verraten, welche Zusatzstoffe enthalten sind. Die Nummern unterteilen die Zusatzstoffe nach einer internationalen Norm in natürliche oder synthetische Substanzen mit oder ohne Nährwert. Diese Substanzen werden den Lebensmitteln vorwiegend aus technologischen Gründen zugesetzt – als Konservierungsmittel, Antioxidantien, Oberflächenbehandlungsmittel, Rieselstoffe, Enzyme – oder dann aus sensorischen Gründen – Farbstoffe, Geliermittel, Aromen, Geschmacksverstärker oder Süssstoffe. Die Europäische Union EU gibt seit Mitte der achtziger Jahre Richtlinien für Zusatzstoffe von Lebensmitteln heraus, die sie laufend anpasst und seit 1993 – bis auf wenige unbedeutende Bereiche – nationalem Recht übergeordnet sind. Auch Nicht-EU-Mitglieder wie die Schweiz halten sich in der Regel daran, da der internationale Warenverkehr sonst behindert würde.

Die EU fasst ins Recht, was die Nahrungsmittel-Industrie entwickelt hat. Die Liste der Substanzen, welche die Industrie den Lebensmitteln zusetzen darf, ist auf über 300 angewachsen. Immer mehr Zusatzstoffe und Zutaten werden *quantum satis*, das heisst in einer Menge verwendet, die für den beabsichtigten Zweck erforderlich ist. In der Schweiz entspricht das Guter Herstellungs-Praxis (GHP). Die Zutaten und Zusatzstoffe eines

Lebensmittel sind auf der Etikette stets nach Gewicht in abnehmender Menge deklariert. Als Zutaten gelten Lebensmittel wie Mehl, Milch, Zucker und Salz; Zusatzstoffe sind dagegen die mit einer E-Nummer, dem Namen oder der Gattungsbezeichnung versehenen Bestandteile, die Sie in diesem Buch nachschlagen können. So ist auf der Etikette einer Instantsuppe ersichtlich, dass sie in erster Linie aus modifizierten Stärken und gehärteten Fetten besteht. Bei einer Salatsauce steht an erster Stelle Molkenpulver, welches in dieser Form ernährungsphysiologisch fragwürdig ist.

Eine weitere Gruppe von Zusatzstoffen – Emulgatoren, Säuerungsmittel, Stabilisatoren, Enzyme, Gelier- und Verdickungsmittel – werden in der Regel nur als Sammelbegriff, ohne die entsprechende E-Nummer, deklariert. Bei Aromastoffen fehlt die E-Nummer auf der Etikette sogar immer. Die Deklaration ist für Konsumentinnen und Konsumenten nichtssagend: naturidentische Aromen in der Zutatenliste sagt aus, dass eine Aromamischung vorliegt, deren einzelne Bestandteile zwar irgendwo in der Natur vorkommen, jedoch synthetisch im Labor nachgebaut wurden. Die internationale Vereinheitlichung des Lebensmittelrechts gibt immer mehr den Wünschen der Hersteller nach. Der Schutz und die Transparenz für die Konsumentinnen und Konsumenten bleiben auf der Strecke.

Zutaten und Zusatzstoffe

Immerhin helfen die Etiketten auf Lebensmitteln, bedenkliche Inhaltsstoffe zu orten und zu vermeiden. Sie können auch Hinweise auf Qualität oder Nährwert, aber auch auf schönfärberische Werbung geben, welche die Käufer täuscht. Urteilen Sie selber: Was ist von einer «Créative»-Suppe zu halten, in welcher der werbewirksam abgebildete und namengebende Broccoli in der Zutatenliste auf der Etikette erst am Schluss auftaucht – hinter modifizierter Stärke, pflanzlichen, teilweise gehärteten Fetten, Molkenpulver und Kochsalz? Leben wird der Suppe dann mit drei Geschmacksverstärkern – E 621 (Natrium-

Zutaten (Zusammensetzung): Modifizierte Stärke, pflanzl. Fette teilweise gehärtet, Molkenpulver, Kochsalz, Gemüse und Gemüseextrakte (Broccoli, Spinat, Blumenkohl), Weizenkeime, Mandeln (5,5%) Geschmacksverstärker (E 621, E 627, E 631), Stärkezucker, Milchzucker, Milcheiweiss, Kräuter und Gewürze, Aromen.

laktovegetabil

glutamat), E 627 (Natriumguanylat) und E 631 (Natriuminosinat) – eingehaucht. Das ist nicht etwa ein Einzelfall. Ähnliche Überraschungen können Sie bei Instantsuppen, Fertigsalatsaucen und vielen Milch-Schokolade-Getreide-Produkten erleben.

Bewerten der Zusatzstoffe

Unsere Zusammenstellung der E-Nummern ist als kritischer Einkaufsführer gedacht. Auch beim Bewerten der einzelnen Zusatzstoffe haben wir nicht den üblichen Weg eingeschlagen. Der Hinweis **krebserregend** und **erbgutschädigend** fehlt. Diese Aussagen gründen auf Tierversuchen, die wir auch in diesem Fall für fragwürdig halten. Benötigen wir wirklich den Hinweis, dass bestimmte Azofarbstoffe wie Amaranth (E 123) und Erythrosin (E 127) in Tierversuchen Krebs ausgelöst haben, damit wir auf unnötige Zusatzstoffe wie synthetische Farben grundsätzlich verzichten?

Neu und anders als in bisherigen Büchern bewerten wir den Bereich Allergien. Zwar stimmt es, dass es mittlerweile kaum noch eine Substanz gibt, auf die Menschen nicht allergisch reagieren können. Dass sich darunter viele Nahrungsmittel wie Obst, Gemüse, Soja oder Milch befinden, macht das Ganze nicht einfacher. Wir fragen uns allerdings, ob nicht die Nahrungsmittelindustrie, die mit ihrem Food Styling unsere Sinne täuscht und den Stoffwechsel desorientiert, diese Entwicklung entscheidend beeinflusst. In den USA gilt im Gegensatz zu Europa als erwiesen, dass einige weit verbreitete, oft als harmlos erachtete Nahrungszusätze zu den häufigsten Auslösern *(worst trigger)* von Allergien, Unverträglichkeiten, Asthma, Kopfweh und Migräne gehören. Wir haben diese wie folgt gekennzeichnet:

A = Allergie, Asthma (besonders von Allergikern und Asthmatikern zu meiden)
M = Migräne (vor allem von Menschen mit Neigung zu Kopfweh und Migräne zu meiden)
T = kann tierischen Ursprungs sein
Gen = kann gentechnisch hergestellt sein

Unsere Zusammenstellung hilft Menschen der unterschiedlichsten Risikogruppen, ihre täglichen Nahrungsmittel auszuwählen. Sie soll aber auch dazu ermuntern und aufrufen, Fertigprodukte mit vielen Zusatzstoffen zu meiden. Ein Leben ohne Zusatzstoffe – oder fast ohne – bedeutet keine Einbusse an Lebensqualität, sondern öffnet die Sinne für Natürliches, für das Urprinzip Lust, das wir häufig nur noch über verführerische Werbebotschaften empfangen.

Lebensmittelzusatzstoffe – die schöne neue Welt des Food Stylings

Den Geschmack und Trend bestimmt heute die Nahrungsmittelindustrie.
Sie stylt und konditioniert den Konsumenten der Zukunft.

Er wollte nur zwei Päckchen Samen kaufen und zehn Kilo Weizenmehl. Synthetischen Stärke- und Baumwollabfall-Mehlersatz hatte er hartnäckig abgelehnt. Doch als der Ladenbesitzer ihm vitaminisierten Fleischersatz und Drüsennährzwieback anbot, konnte er doch nicht widerstehen. Die Zukunftsvisionen, die Aldous Huxley im Jahr 1930 in seinem Roman «Schöne neue Welt» geschildert hat, sind von der Realität längst eingeholt und überholt. In dem visionären Roman, der eine wenig erfreuliche Zukunft verheisst, wird ein «Wilder», ein «Eingeborener» zum Kauf von Nahrungsmitteln aus der Retorte verführt, die ihm die schöne neue Welt eröffnen sollen. Heute sind solche Verführungsstrategien perfektioniert und richten sich nicht mehr an «Wilde», sondern an ganz andere Zielgruppen. Bereits auf die Geschmacksnerven der Kinder haben es die Verführer abgesehen. Food Designer und Aromamischer reden ganz unverblümt von Geschmacksprägung, also von einer gezielten Gewöhnung an ihre Reizstoffe – Gesundheit hin oder her.

Was das Modewort Food Design modisch-elegant umschreibt, ist heute ein mächtiger Trend der Lebensmittelbranche. Viele Produkte in Supermärkten stammen vom Reissbrett der Designer. Vieles, was leicht, fettreduziert, kalorienarm und bequem in der Zubereitung ist und mit «gesund» und «natürlich» zu werben versteht, ist in Tat und Wahrheit ein reines Hightech-Erzeugnis. In den USA beträgt der Anteil der Light-Produkte, die einen Genuss ohne Reue suggerieren, bereits über 50 Prozent. Der Anteil der industriell hergestellten Kreationen, die ihre schier unendlichen Fertigkeiten dem Food Design verdanken, steigt auch bei uns. Food Design ist nichts anderes als ein raffiniertes Baukastensystem, bei dem im ersten Schritt pflanzliche und tierische Rohstoffe so weit zerlegt werden, dass nur noch die Basiskomponenten – Eiweiss, Stärke, Fette – übrig bleiben. In einem zweiten Schritt werden diese dann modifiziert und mit Geschmacksverstärkern, Vitaminen, Mineralien, Ballast-, Zusatz-, Hilfs- und Aromastoffen für den Markt und den Zeitgeschmack fit gemacht.

Geschmack ist Erfahrungssache: unser Geschmacks- und Geruchssinn entschlüsselt die saure, bittere, süsse, salzige und aromatische Wirklichkeit zu einer Vielfalt sinnlicher Wahrnehmungen, zu Stufen der Vermischung, der Steigerung, der endlosen Variationen, zu denen auch die Farben wichtige Sinneseindrücke beitragen. Geschmack ist voller Überraschung und Lebendigkeit – für jeden anders und immer neu. Und die Natur hat Freude daran! Wir sind gut beraten, wenn wir ihr diese Freude nicht völlig verderben.

Ersatzstoffe für sinnlichen Genuss – fit for fun

Auf diese Vielfalt sinnlicher Wahrnehmung haben es die Produkte der Nahrungsmittelindustrie mit trendigen Werbebotschaften abgesehen, indem sie die Bequemlichkeit (Convenience) und die Tendenz zu «fit, fun und light» nutzen: Nahrung mit Erlebniswert als Ersatzbefriedigung. Diese Entwicklung ist ein Gegentrend zur konventionellen Ernährungslehre, die einseitig die Bedeutung von Nährstoffen, Vitaminen, Spurenelementen und Mineralien betont. Dieses überholte Denken hat dazu geführt, dass man die als wichtig deklarierten Stoffe den Lebensmitteln isoliert zuführt, um angeblich deren Gesundheitswert zu erhöhen – ein Trend, der ungebrochen ist. Milch wird mit Calcium und Magnesium, Orangensaft mit Vitamin C, Babynahrung mit Beta-Carotin angereichert, oder es wird aus den Einzelstoffen Wasser und Zucker bzw. Süssstoff mit Füllstoffen, künstlichen Aromen, Genusssäuren, Geschmacksverstärkern, Phosphaten und Koffein unter Zugabe von Mineralien und Vitaminen ein «Energy Drink» komponiert. Und immer steht dahinter die von weiten Teilen der Ernährungswissenschaft mitgetragene Botschaft, nur die Nahrungsmittelindustrie mit ihrer immer grösser werdenden Produktpalette und einer Vielzahl an Zusatzstoffen sei in der Lage, Menschen bedarfsgerecht und gesund zu ernähren.

Isolieren, modifizieren, konstruieren – diese Schrittfolge haben fast alle modernen Nahrungsmittel-Design-Produkte durchlaufen. Zielgruppen sind dabei häufig Kinder und Jugendliche. Das Kind ist von Geburt an bevorzugt sinnesorientiert, und die Sinne bedürfen ursprünglicher natürlicher Eindrücke. Die im frühkindlichen Alter anerzogene Desorientierung des Geschmackssinnes führt zu Fehlinformationen und Abstumpfung: natürliche Qualität wird nicht mehr erkannt und wahrgenommen. Dieser Verlust an Erlebnisfähigkeit bleibt nicht ohne Einfluss auf das körperlich-seelische Gleichgewicht. Der Preis für die Orientierungslosigkeit ist hoch: Die Kosten für «Light»-Verheissungen und ausgeklügelte Kaufanreizstrategien für Überflüssiges und Ungesundes, für das zu fette, zu hochprozentige, zu süsse, zu verqualmte Leben gehen in die Milliarden – Kosten für Fehlernährung, die das Gesundheitswesen aller Industrienationen zu sprengen drohen.

Mit ihren Food-Design-Produkten rennt die Nahrungsmittelindustrie bei vielen Konsumentinnen und Konsumenten, in Restaurants und Hotels offene Türen ein: Fertigprodukte sind haltbar, bequem und schnell zubereitet. Und niemand wird akuten Schaden an seiner Gesundheit nehmen, wenn er sich zum Genuss der Food-Design-Produkte mit ihren unzähligen Lebensmittel-Zusatzstoffen verführen und animieren lässt.

Die Verordnung der in Lebensmitteln zugelassenen Zusatzstoffe ist eine Positivliste. Erst wenn – wie bei Medikamenten – nach meist jahrelangen Prüfverfahren feststeht, dass ein Zusatzstoff für die menschliche Gesundheit höchstwahrscheinlich unbedenklich ist, darf er Nahrungsmitteln zugesetzt werden. Trotzdem bleibt er ein Fremdstoff mit schwer abwägbaren Risiken. So kann man die Wechselwirkung verschiedener Stoffe im Körper nicht zum voraus testen – auch nicht mit unsinnigen Tierversuchen. Und was der gesunde Durchschnittsmensch mühelos verträgt, kann kranken Menschen oder Menschen mit besonderen Risiken schaden. Wer genau hinschaut und gelernt hat, in Zusammenhängen zu denken, stösst auf manche Ungereimtheiten.

Welchen Gesundheitswert haben jene Nahrungsmittel noch, die voller Zusatzstoffe sind: Antiklumpmittel, Antioxidantien, Aromastoffe, Bindemittel, Emulgatoren, Entschäumungsmittel, Enzyme, Farbstoffe, Feuchthaltemittel, Füllstoffe, Geliermittel, Genusssäuren, Geschmacksverstärker, Konservierungsmittel, Oberflächenbehandlungsmittel, Schmelzsalze, Stabilisatoren, Süssstoffe, Teigführungsmittel, Trenn- und Verdickungsmittel? Führen uns Nahrungsmittel nach solchen Manipulationen des Food Engineering wirklich noch die notwendigen Stoffe und Informationen zu? Ist Essen wirklich nicht mehr als Naschen und ständige Bedürfnisbefriedigung? Über Jahrhunderte war das Essen eingebunden in Raum, Zeit, Rhythmus, Natur und Gemeinschaft und verschaffte den Menschen kulturelle Identität. Diese geht mit der Nivellierung und Internationalisierung des Geschmacks immer mehr verloren. Die dauernde Sinnestäuschung, die Schlaraffisierung des Alltags von Kindheit an, ist der eigentliche Fluch des Food Stylings!

Auch andere Gefahren sollten wir im Auge behalten. «Jede Geschmacksdiktatur ist angestammte Dummheit», sagte schon Oscar Wilde. Leider hat man die Vollwertkost als **gesund** angepriesen und andere Kost als **krankmachend.** Das genügt nicht und ist kontraproduktiv. Angst ist nämlich eine schlechte Triebfeder, um die Ernährung umzustellen. Dogmatische und moralische Ansätze, die unsere Nahrungsmittel in «erlaubt» und «verboten» einteilen, Kritik und missbilligende Blicke, wenn man einmal nicht biologische, gesunde und fair gehandelte Produkte einkauft, führen nicht zu einem neuen Wahrnehmen und auch entsprechendem Handeln. Viele der strengen Diätpläne und Ernährungsumstellungen haben zur Folge, dass Menschen eine Nahrung aufnehmen, die ihnen gar nicht schmeckt oder die für sie nur schwer verdaulich ist, so dass sie resigniert zum gewohnten Trott zurückkehren.

Gehören zum wahren Genuss nicht auch gelegentlich Selbstbetrug und das Gefühl, ein bisschen zu sündigen? Liegt nicht der Reiz einer üppigen Schlemmerei gerade darin zu wissen, dass die Reue auf dem Fusse folgt? Vielleicht brauchen die Menschen seit Adam und Eva für den wahren Genuss auch ab und zu den Hauch des Verbotenen.

Dabei ist doch alles so einfach. Ursprünglich sind wir Feinschmecker mit höchst sensiblen Sinnen gewesen. Als Säugling kosteten wir fast alle vom Feinsten, was das Leben zu bieten hat, von der Muttermilch, die in idealer Weise auch alle wichtigen «Zusatzstoffe» enthält. Mit dem versiegenden Strom aus Mutters Brust beginnt die Suche nach dem süssen Trost für das verlorene Paradies, die häufig in einer Sackgasse endet.

Vielleicht leistet dieses Büchlein einen kleinen Beitrag dazu, Irrungen und Wirrungen zu vermeiden oder doch zumindest im Rahmen zu halten.

Aromen – die Illusion des Geschmackserlebnisses

Was wäre ein Food Designer ohne Aromen, mit denen er seinen Kreationen Profil verleihen und ihnen Leben einhauchen kann? Der Geschmack ist längst nicht mehr Ausdruck der Natur oder wenigstens einzelner Zutaten eines Lebensmittels, sondern ein durch bestimmte Substanzen hervorgerufener Sinneseindruck. Kaum ein Lebensmittel, das die industriellen Fertigungsstrassen verlässt, kommt noch ohne sie aus. Die Branche boomt und das Angebot ist überwältigend: Mehr als 5000 Aromastoffe sind auf dem Markt – für jeden Zweck, für jede Nuance der Sinnestäuschung findet sich etwas. Sie müssen nicht nur Geschmackserlebnisse vermitteln, sondern auch den unterschiedlichsten technologischen Anforderungen genügen.

Die Gründe für den Aroma-Boom liegen auf der Hand: Die technischen Verarbeitungsschritte wie etwa das Extrudieren, welches die Rohstoffe extremen Druck- und Temperaturbelastungen aussetzt, zerstören den natürlichen Eigengeschmack. Mit chemisch-synthetisch hergestellten Aromastoffen, die sich naturidentisch nennen dürfen, weil es irgendwo in der Natur ein Vorbild gibt, wird dieses Manko dann wieder ausgeglichen. Ein reines Laborprodukt bleiben sie trotzdem.

Die Gefahren der industriellen Geschmacksverbesserer im Verbund mit anderen Zutaten werden kaum zur Kenntnis genommen. So warnte vor einiger Zeit das deutsche Bundesgesundheitsblatt Allergiker vor «unter Umständen lebensbedrohlichen Schockreaktionen». Es ging vor allem um den rasant steigenden Einsatz von Soja- und Erdnussproteinen als Geschmackskomponente von Snacks und Crackers.

Der nächste Schritt hat in der Industrie bereits begonnen. Schon heute kann die Industrie Geschmacksstoffe, die sich im Laufe der Reife- und Wachstumsprozesse bilden, mit Hilfe enzymatischer und mikrobieller Verfahrensschritte herstellen. «Bioflavours» heissen die biotechnisch produzierten Aromen, die schon bald auf den Markt drängen.

Und die Zukunftsvision: Ein Genaroma wird dort eingeschleust, wo es unmittelbar für die Geschmacksnote des fertigen Lebensmittels sorgen kann. Milchsäurebakterien würden auf diese Weise durch ein zusätzliches Gen nicht nur befähigt, Milch in Joghurt umzuwandeln, sondern dieses auch gleich in der gewünschten Geschmacksrichtung zu aromatisieren. Mit einem vollmundigen Erdbeeraroma – Natur pur – würde uns die Gentechnik den Weg in die von George Orwell verheissene Doppelplusgut-Gesellschaft ebnen.

Vanille/Vanillin

Vanillin, das sich naturidentisch nennen darf, ist mit dem natürlichen Vanillin aus der Vanilleschote zwar chemisch gleich, wurde jedoch synthetisiert. Als Ausgangsstoffe für die Synthese werden in der Literatur natürliche Substanzen wie Guajacol oder Eugenol genannt. In den letzten Jahren hat sich jedoch die Herstellung von Vanillin aus Abwässern der Papierindustrie durchgesetzt, ein Verfahren, das wesentlich billiger ist. Dabei wird aus Sulfitablaugen das im Holz enthaltene Lignin in mehreren Stufen umgewandelt. Wenn die Lösungsmittel Butanol und Toluol abgetrennt sind, bleibt schliesslich Vanillin zurück. Reines Vanillin – naturidentisch!

Allergien und Nahrungsmittelunverträglichkeiten: Diagnostik und therapeutische Möglichkeiten der Ganzheitsmedizin

Allergisch bedingte Leiden wie Hauterkrankungen, Asthma, Nahrungsmittelprobleme nehmen vor allem in den westlichen Industriestaaten laufend zu. Die Schulmedizin kennt grundsätzlich zwei Richtungen der Behandlung: die symptomatische Therapie und die Beratung zur Kontaktmeidung mit Allergenen in den betreffenden Nahrungsmitteln, im Hausstaub u. a. Im Weiteren existieren den Allergien verwandte Beschwerden, die von der Schulmedizin nicht als immunologisch mitbedingte Leiden erkannt werden. Die Biologische Ganzheitsmedizin hingegen kennt bereits seit Jahren diagnostische Verfahren, mit welchen Substanzen solch atypischer Reaktionen zu ermitteln sind. Bis vor kurzem wurden diese Unverträglichkeiten in weiten Kreisen der Schulmedizin in Abrede gestellt. Neue Labortechniken ermöglichen es nun, auch Unverträglichkeiten immunologisch zu erfassen. Dadurch haben die besagten komplementärmedizinischen Methoden eine Aufwertung erfahren.

Die schulmedizinischen Verfahren zur Diagnose einer Lebensmittelallergie wie Prick-, Reib-, Scratch-, RAST- und orale Provokationstests haben sich in der Praxis nur als teilweise aussagekräftig erwiesen. Der RAST-Test beispielsweise ist ein bewährtes Diagnoseverfahren und eignet sich bestens zur Erfassung von Typ-I-Allergien (Sofort-Typ). Die RAST-Untersuchung kann aber leicht zu fälschlicherweise negativen Ergebnissen führen, da das frei zirkulierende IgE im Blut nur eine geringe Halbwertszeit aufweist. Lebensmittel, die mit dem RAST-Test ausgetestet werden, müssen deshalb von dem Patienten bis kurz vor der Blutabnahme zu sich genommen werden, um ein einigermassen sicheres Testergebnis zu erzielen. Dies ist bei der Typ-I-Allergie oft nicht möglich. Das Problem liegt weiterhin in einer schlechten Standardisierbarkeit und der fehlenden Identität zwischen Testallergenen und den Allergenen in den verzehrten Lebensmitteln. Hinzu kommen weitere Unzulänglichkeiten: Durch den Einstich beim Pricktest und anderen Tests wird die erste und wichtigste Immunbarriere, die Haut, verletzt. Bei wiederholten Tests ist nicht auszuschliessen, dass damit eine vorher nicht existente Allergie ausgelöst wird.

Das E.L.I.S.A.-Bluttestverfahren, bei welchem spezifische IgG-Antikörper auf Nahrungsmittel getestet werden, ergibt gerade bei der getarnten Lebensmittelunverträglichkeit sehr gute Ergebnisse. In den USA wurde die IgG-Bestimmung in den letzten zehn Jahren als Immunscreening-Methode bei Verdacht auf enterale Allergien durchgeführt. Bei der IgG-Antikörperbestimmung mittels E.L.I.S.A.-Verfahren wird das Patientenserum mit Lebensmittellösungen in Kontakt gebracht. Im Serum vorhandenes spezifisches IgG bindet sich an Nahrungsmittel-Antigene. Die Komplexe werden mit Hilfe von Peroxid gefärbt und photometrisch bestimmt. Die Ergebnisse des IgG-Tests sind durch eine Doppelbestimmung abgesichert. Dadurch bekommt der Test eine Genauigkeit von über 90%. In der Biologischen Ganzheitsmedizin haben sich für die Diagnostik daneben informationsenergetische Testverfahren wie die Biophysikalische Informationstherapie, die Elektroakupunktur nach Voll, die Kinesiologie u.a. bewährt.

Vor allem drei Faktoren werden als Hauptursachen für Allergien in Erwägung gezogen:

- Die Erbanlage, die für mehr als die Hälfte aller allergischen Erkrankungen verantwortlich sein soll.
- Der moderne Lebensstil in den Industriestaaten.
- Die Umweltbelastung durch Industrie und Verkehr.

Im modernen Leben spielt sich der Alltag vornehmlich in geschlossenen Räumen und damit in vermeintlich keimfreier Atmosphäre ab (Klimaanlage, aggressive Reinigungs- und Desinfektionsmittel, Deodorantien, Duschmittel, Kosmetika usw.). Nicht zuletzt gehört zum zivilisatorischen Lebensstil auch ein reichhaltiger Speisezettel mit exotischen Früchten, Gewürzen, Konservierungs- und Farbstoffen und vor allen Dingen viel Fleisch.

Durch starke Düngung steigt der Wasser- und Eiweissgehalt von Gemüse und Obst. Dadurch werden Vitamine und auch Mineralstoffe verdrängt. Zudem setzen lange Transportwege, unsachgemässe Lagerung, aber auch das «Totkochen» auf dem Herd und in der Mikrowelle den Vitalstoffen in Lebensmitteln stark zu. Es entsteht eine schleichende, kaum bekannte Nährstoffmisere. Äpfel enthalten im Vergleich zum Zustand vor 10 Jahren durchschnittlich nur noch 20% des Vitamin-C-Gehalts, Fenchel nur noch einen Fünftel Beta-Carotin, Brokkoli nur noch einen Drittel Calcium und Karotten nur noch knapp die Hälfte Magnesium. Bei Kartoffeln liegt der Rückgang des Calciumgehalts in den letzten 10 Jahren bei 70 %, bei Spinat (Magnesium) bei 68 %. Bei Bananen (Folsäure und Vitamin B6) gingen die Werte um 84 bzw. 97 % zurück. Das Ausmass der Wirkung dieses Qualitätsverlustes wird umso deutlicher, wenn man bedenkt, dass schon das kurzzeitige Fehlen einzelner lebensnotwendiger Nährstoffe eine Störung des Immunsystems verursachen kann!

Ständig kommen neue Nahrungsmittel hinzu, und alljährlich etablieren sich bei uns neue Retortenprodukte auf dem Markt, bei denen Genuss ohne Reue suggeriert wird. In Wirklichkeit jedoch werden der Körperstoffwechsel belastet und Vitamine teilweise in hohem Masse verbraucht. Auch Menschen mit hohem Alkohol- und/oder Tabakkonsum sind häufig nicht ausreichend mit Vitaminen versorgt.

Auch die Darmflora spielt im System Ernährung–Immunantwort–Infektabwehr eine wesentliche Rolle. Dabei handelt es sich einerseits um antagonistische Wirkungen gegenüber körperfremden Mikroorganismen und andererseits um die Stimulation gewisser Abwehrmechanismen des Immunsystems. Zur Aufrechterhaltung dieser Funktionen bedarf es einer intakten Darmflora, die durch die Qualität der Nahrung (Konservierungsstoffe, Antibiotika im Fleisch, Hormone, Pestizide usw.) entscheidend mitbestimmt wird. Die natürliche Nahrung sowie die symbiontische Mikroflora des Darmes sichern die tägliche Auseinandersetzung des intestinalen Immunsystems mit der mikrobiellen Umwelt und fördern damit eine gut funktionierende Infektabwehr.

Wie aus diesen Zusammenhängen ersichtlich, ist die Entstehung von Allergien kaum je monokausal, sondern meistens multikausal. Entsprechend ist die Therapie nicht zu schematisieren. In der Komplementärmedizin konzentriert sich die Behandlung auf die ganzheitliche Betrachtung von Mensch und Krankheit. Am Anfang jeder Behandlung steht deshalb eine umfassende diagnostische Abklärung. Sie beinhaltet sowohl alle notwendigen klassisch-schulmedizinischen Untersuchungen als auch die Analyse der wichtigsten Steuerungs- und Regelsysteme. Die Gesamtheit der erhobenen Daten liefert ein Abbild auch von komplexen Störungen im körpereigenen Regulationssystem und damit der tiefer liegenden Ursachen. Der Therapieansatz verfolgt – mittels regulativen Verfahren – die ursächliche Beseitigung sowohl des Ursprungs als auch der Symptome einer Erkrankung. Wegweisend für den Behandlungserfolg sind hierbei die individuellen therapeutischen Konzepte und die sinnvolle Kombination anerkannter Naturheilverfahren.

Dazu gehört auch das bewusste Vermeiden jeglicher Fremdstoffe in der Nahrung, die für den Organismus zu einer weiteren Belastung werden könnten. Dies betrifft die grossen Gruppen der chemischen Konservierungs-, Farb- und Aromastoffe, Antioxidantien, Emulgatoren, Stabilisatoren, Backhilfen usw. Auch Süssstoff ist ein Fremdstoff. Somit muss auf viele Fertigprodukte verzichtet werden. Alle schwerwiegenden Belastungen des Organismus wie Störfelder, Beherdungen, Schwermetalle, Toxine, Dauerstress, Pilzbefall, Viren usw. müssen getestet und sodann schrittweise eliminiert werden. Hierzu gehören als Basistherapie eine Ernährungsumstellung, Nahrungsmittelkarenz und eine mikrobiologische Therapie.

Die Harmonisierung des Immunsystems (Immunmodulation) schliesslich verhilft zu einem nachhaltigen Therapieerfolg. Wichtige Verfahren sind hierbei Blutsauerstofftherapien, die klassisch-homöopathische Konstitutionstherapie, Fiebertherapien, immunmodulierende Organotherapien, die biophysikalische Informationstherapie u. a.

Dr. med. Marcel G. Brander, Chefarzt und Klinikdirektor, und
Dr. med. Günter Lang, Aeskulap-Klinik, Brunnen/SZ

Süsse Versuchung – der schnelle Energieschub

$C_{12}H_{22}O_{11}$ = Zucker. Chemisch rein, ohne Faserstoffe, Mineralien, Vitamine oder Spurenelemente, identisch reproduzierbar in jeder Menge. Für den Chemiker und Ernährungswissenschaftler ein Disaccharid, zusammengebaut aus den Monosacchariden Glucose und Fructose. Das isolierte Industrieprodukt ist ein reiner Brennstoff für den Körper. Die Glucose geht über die Darmwand sofort ins Blut und liefert blitzschnell Energie für Muskeln und Gehirn. Schnell, «fast», ist in Zusammenhang mit Ernährung, «food», heute ein wichtiges Argument. Und so widerspricht es dem Zeitgeist, dem Körper für die Aufschlüsselung der wichtigen Glucose etwa aus Getreide und Kartoffeln die nötige Musse zu gewähren. Die industrielle Nahrung hat die langsame Zufuhr von Wertstoffen und Energie durch Produkte verdrängt, die mehr Eiweiss, mehr Fett und mehr schnell resorbierbaren Brennstoff in Form von Zucker enthalten. Als Folge davon lassen die sogenannten Zivilisationskrankheiten grüssen.

Die Droge Zucker, die für ihre ökologischen und volksgesundheitlichen Schäden nie eingeklagt worden ist, hat einen ähnlich problematischen Ersatz erhalten. Die Süssstoffe, die sich anschicken, den Zucker in all seinen Erscheinungsformen zu ergänzen und zu beerben, haben sich der Kalorien weitestgehend entledigt. Mit der Entstofflichung des süssen Geschmacks wird heute suggeriert, dass wir dem rauschhaften Verlangen nach Süssem ohne jede Reue frönen können. Doch das erweist sich als Illusion. So ist Zucker nicht einfach nur süss, sondern erfüllt in Speisen und Getränken eine Reihe von Aufgaben. Er gibt diesen z. B. Körper und ein angenehmes Mundgefühl. Zucker gibt Getränken Fülle. Sie fühlen sich im Mund kompakt an. Wo Zucker Süssstoffen weichen muss, wird eine Art Gummilösung eingesetzt, um diesen Effekt zu erhalten. Diese Füllstoffe haben eine ähnliche Aufgabe wie Fettersatzstoffe, die in unserer Mundhöhle die Wirkung bewahren, die wir von Butter und Öl gewohnt sind. Die Light-Produkte ziehen eine Vielzahl neuer Zusatzstoffe an. Sie manipulieren unsere Sinne und stellen Energiebilanzen, an die wir uns über Generationen in den unterschiedlichsten Kulturen gewöhnt haben, auf den Kopf.

Inzwischen wächst der Markt für Süssstoffe so rasch, dass es den Anschein hat, als solle sich die abenteuerliche Geschichte des Zuckers wiederholen. Es sind nicht nur die Zuckerrüben-Monokulturen, die unser Verlangen nach Süssem befriedigen, sondern die fortgeschrittensten Konstrukte aus den Laboratorien und aus der bio- und gentechnischen Forschung. Und obwohl sich einige Süssstoffe gern als «natürlich» ausgeben, sind sie reine Syntheseprodukte mit Risiken, die noch niemand voraussagen kann.

Gentechnisch hergestellte Zusatzstoffe und Zusätze

Folgende Zusätze und Zusatzstoffe können gentechnisch hergestellt sein:

Fruchtsäuren	Citronensäure (E 472c)	Erfrischungsgetränke, Fette, Öle, Milchprodukte
	Essigsäure (E 472a)	Gemüse, Fette, Öle
	Weinsäure (E 472d)	Desserts, Gelees
	Milchsäure (E 472b)	Fruchtsaft, Mayonnaise, Desserts, Backwaren
Aminosäuren	L-Glutaminsäure (E 620–625)	Geschmacksverstärker
	L-Cystein	Backwaren
	L-Tryptophan	Antioxidantien
Vitamine	C, A, B_2, B_6, B_{12}	Nutraceuticals
Geschmacksstoffe	Iosinsäure (E 630)	Fertiggerichte
	Guanylsäure (E 626)	Fertiggerichte
Aromastoffe	Diacetyl	Butteraroma
	L-Cystein (E 920)	Mehlbehandlungsmittel
Geliermittel	Alginat (E 400–405)	Speiseeis, Pudding
	Xanthan (E 415)	Getränke, Schmelzkäse
Emulgatoren	Speisefettsäuren (E 470–479)	Stabilisatoren
Süssstoffe	Aspartam, Nutrasweet (E 951)	Getränke, Süsswaren
Konservierungsstoffe	Nisin (E 234)	Schmelzkäse
	Natamycin (E235)	Oberflächenbehandlung

Liste der der Lebensmittelzusatzstoffe

	=	unbedingt zu meiden
	=	Gefahrenpotenzial beachten
	=	nach heutigem Erkenntnisstand unbedenklich
A	=	Allergie, Asthma (besonders von Allergikern und Asthmatikern zu meiden)
M	=	Migräne (vor allem von Menschen mit Neigung zu Kopfweh und Migräne zu meiden)
T	=	kann tierischen Ursprungs sein
Gen	=	kann gentechnisch hergestellt sein

Novel Food Verordnung und Gentechnik

Seit 1997 ist die Europäische Verordnung über neuartige Lebensmittel und neuartige Lebensmittelzutaten, die Novel Food Verordnung, in Kraft. Sie regelt das Inverkehrbringen von Lebensmitteln und Lebensmittelzusätzen, die in der EU bisher nicht in nennenswertem Umfang angeboten wurden. Darunter fallen neben Functional Food, also Nahrungsmitteln, die einen zusätzlichen gesundheitlichen Nutzen versprechen, auch gentechnisch hergestellte Lebensmittel. Die Verordnung sieht dann eine Kennzeichnung vor,

- wenn die Lebensmittel selbst gentechnisch veränderte Organismen (GVO) sind (Gentomaten) oder solche Organismen enthalten (Joghurt mit genveränderten Bakterienkulturen, Weizenbier mit GVO-Hefe);
- wenn die neuartigen Lebensmittel in Zusammensetzung und Nährwert nicht mehr herkömmlichen Produkten entsprechen (Pflanzenöl mit neuer Zusammensetzung der Fettsäuren, Püree aus Genkartoffeln mit veränderter Stärkezusammensetzung);
- wenn Stoffe enthalten sind, die in bestehenden gleichwertigen Lebensmitteln nicht vorkommen und die Gesundheit beeinflussen können, und wenn ethische Bedenken bestehen (tierische Gene auf Pflanzen übertragen, Schweinegene auf Lachse).

Ein Grossteil der gentechnisch hergestellten oder veränderten Nahrungsmittel schlüpft aufgrund des Schwellenwerts durch die Maschen, wenn nämlich der GVO-Anteil nicht mehr als 1% beträgt oder wenn die vorhandenen GVO-Anteile zufällig und unbeabsichtigt in das Produkt gelangt sind. Öl aus Genraps ist nicht kennzeichnungspflichtig, weil es als gleichwertig mit Öl aus herkömmlichem Raps eingestuft wird. Und der grösste Bereich, nämlich die Zusatz- und Hilfsstoffe, Aromen und Enzyme für die Lebensmittelverarbeitung, ist ausgenommen, da gentechnisch veränderte Organismen in der Regel nicht nachweisbar sind. Niemand wird daher erfahren, ob die Enzyme in der Backmischung und die den Cornflakes oder dem Kinderquark zugesetzten Vitamine von gentechnisch veränderten Mikroorganismen produziert sind. Bei den Vitaminen der B-Gruppe (B_1, B_2, B_6, B_{12}) ist die gentechnische Veränderung sogar wahrscheinlich.

Noch ein weiterer wichtiger Bereich, Mais und Soja, ist von der Kennzeichnung der Novel Food Verordnung weitgehend ausgenommen. Diese hängt davon ab, ob noch veränderte Proteine oder Erbgut (DNA-Sequenzen) aus Gensoja oder Genmais im Lebensmittel nachweisbar sind. Grundsätzlich entfällt eine Kennzeichnung bei raffiniertem Soja- und Maiskeimöl sowie beim Stärkezucker, dem Glucosesirup. Beim viel verwendeten Sojalecithin (E 322) und bei allen aus Maisstärke gewonnenen Erzeugnissen wie modifizierte Stärken, Maltodextrin usw. wird kaum ein Nachweis möglich sein. Die Zahl der Nahrungsmittel, die Maisrohstoffe enthalten, wird auf 30000 geschätzt, für Soja werden etwa die gleichen Zahlen genannt. Über diese beiden Grundnahrungsmittel und ihre Produkte sowie Aromen und Enzyme ist der Einstieg der Gentechnik in unsere Nahrungskette weitgehend vollzogen.

Farbstoffe

Die Nahrungsmittelindustrie gibt Lebensmitteln Farbstoffe zu, um die Farbe der Masse oder der Oberfläche wiederherzustellen oder zu betonen. Bei den natürlichen Farbstoffen wie Curcumin (E 100) oder Betanin (E 162) genügt es, sie mit dem Sammelbegriff Lebensmittelfarbe/Farbstoffe zu deklarieren. Häufig steht jedoch die Einzelbezeichnung und/oder die E-Nummer dabei. Bei den synthetischen Farben ist die Deklaration der Einzelbezeichnung und der E-Nummer vorgeschrieben.

E 100	Curcumin	Gelb. Durch Extraktion aus der Kurkumawurzel oder synthetisch hergestellt. Färbemittel, Currybestandteil, in Indien als Haldi wichtiges Heilmittel – fördert in hohen Dosen den Gallenfluss. In Senf, Süsswaren, Kartoffelpüree.	
E 101	Riboflavin (Vitamin B_2)	Gelb. Natürlicher pflanzlicher Stoff. Glace, Cremespeisen, Kuchen, Gebäck.	
E 101a	Riboflavin-5-phosphat	Gelb. Künstlich hergestellt. Mayonnaise, Suppen, Süsswaren.	
E 102	Tartrazin	Gelb. Künstlich hergestellter Azofarbstoff. Gefährdet sind vor allem Menschen, die auf Aspirin allergisch reagieren. Süsswaren.	A

E 104	Chinolingelb	Gelb. Künstlich hergestellt. Pudding, Süsswaren.	A
E 110	Gelb-orange S, Sunset-gelb FCF	Gelb-orange. Künstlich hergestellt. Seelachs, Getränke, Garnelen, Süsswaren.	A
E 120	Echtes Karmin (Coche-nille), Karminsäure	Rot. Wird aus Schildläusen gewonnen.	T
E 122	Azorubin	Rot. Künstlich hergestellter Azofarbstoff. Pudding, Getränke, Süsswaren.	A
E 123	Amaranth	Rot. Künstlich hergestellter Azofarbstoff. Nur zur Färbung von Aperitifweinen und Spiri-tuosen zugelassen, in den USA wegen des allergenen Potentials verboten.	A
E 124	Cochenillerot A, Ponceau 4R	Rot. Künstlich hergestellter Azofarbstoff. Süsswaren, Getränke, Käseüberzüge.	A
E 127	Erythrosin	Rot. Künstlich hergestellter Azofarbstoff. Nur zur Färbung von Cocktailkirschen zugelassen.	A
E 128	Rot 2G	Rot. Künstlich hergestellter Azofarbstoff. Nur zur Färbung von Hackfleisch mit pflanzlichen Zusätzen zugelassen.	A
E 129	Allurarot AC	Rot. Künstlich hergestellt. Neu zugelassen.	A
E 131	Patentblau V	Blau. Künstlich hergestellt. Getränke, Ostereier, Süsswaren	
E 132	Indigotin	Blau. Künstlich hergestellt. Sollte vor allem in Verbindung mit Natriumnitrit gemieden werden. Liköre, Süsswaren.	A
E 133	Brillantblau FCF	Blau. Künstlich hergestellter Farbstoff.	A
E 140	Chlorophylle	Grün. Natürlicher pflanzlicher Farbstoff, durch Extraktion aus Brennnesseln und anderen grünen Pflanzen gewonnen. Dessertspeisen, Süsswaren.	
E 141	Kupferkomplexe der Chlorophylle, Chloro-phylline	Grün. Natürlicher pflanzlicher Farbstoff, der mit Kupfer angereichert wurde, um die Farbstabilität zu erhöhen. Liköre, Dessertspeisen.	A
E 142	Grün S, Brillantsäure Grün	Grün. Künstlich hergestellter Farbstoff. Süsswaren.	A

E 150a	Zuckercouleur (Caramel)	Braun. Natürlicher Farbstoff. Wird durch Erhitzen von Zucker mit Säuren und Basen hergestellt. Backwaren, Getränke, Desserts, Saucen, Fertiggerichte.	
E 150b	Sulfitcouleur	Braun. Künstlich hergestellt unter Verwendung von Laugen und Schwefelverbindungen auf pflanzlicher Basis.	Gen
E 150c	Ammoniakcouleur	Braun. Künstlich hergestellt unter Verwendung von Ammoniak auf pflanzlicher Basis.	Gen
E 150d	Ammoniumsulfitcouleur	Braun. Künstlich hergestellt unter Verwendung von Ammoniumsulfit auf pflanzlicher Basis.	Gen
E 151	Brillantschwarz BN	Schwarz. Künstlich hergestellter Farbstoff. Kaviarersatz, Süsswaren.	A
E 153	Pflanzenkohle	Schwarz. Natürlich aus Pflanzenasche (Torf, Kokosschalen) hergestellt. Süsswaren.	
E 154	Braun FK	Braun. Künstlich aus verschiedenen Azofarbstoffen hergestellt. Nur zur Behandlung von geräuchertem Fisch zugelassen.	A
E 155	Braun HT	Braun. Künstlich aus verschiedenen Azofarbstoffen hergestellt.	A
E 160a	Carotine, Beta-Carotin	Orange. Natürliche pflanzliche, heute jedoch meist künstlich hergestellte Farbstoffe, Vitamin-A-Vorstufe. Butter (in der Schweiz Färbung nicht erlaubt), Margarine, Suppen, Mayonnaise, Pudding, Süsswaren, Joghurt.	Gen
E 160b	Bixin, Annato, Carotinoid	Orange. Natürliche ölige und wässrige Extrakte von Samen des Orleanstrauchs.	Gen
E 160c	Capsanthin	Orangerot. Natürlicher pflanzlicher Farbstoff aus der Paprikaschote, wird teilweise auch synthetisch produziert.	
E 160d	Lycopin	Rot. Natürlicher pflanzlicher Farbstoff aus Tomaten, wird teilweise auch synthetisch produziert.	

E 160e	Beta-Apo-8-Carotinal	Orange-rot. Künstlicher Farbstoff, der in ähnlicher Form auch in der Natur vorkommt. Saucen, Getränke, Süsswaren.	
E 160f	Beta-Apo-8-Carotinester	Orangerot. Künstlicher Farbstoff, der in ähnlicher Form auch in der Natur vorkommt.	
E 162	Betanin	Rot. Natürlicher pflanzlicher Farbstoff aus Roter Bete (Randen) hergestellt.	
E 163	Anthocyane	Rosa bis blauviolett. Natürlicher pflanzlicher Farbstoff aus Obst- und Gemüsesorten. Obsterzeugnisse, Getränke, Süsswaren.	
E 170	Calciumcarbonat (Kreide)	Weissgrau. Natürlich-mineralischen Ursprungs. Rieselhilfsmittel.	
E 171	Titandioxid	Weiss. Künstlich-mineralischen Ursprungs. Als Lebensmittelfarbstoff unbedenklich, Gewinnung mit Umweltschäden verbunden. Überzüge von Süsswarendragées.	
E 172	Eisenoxide, Eisenhydroxide	Gelb, rot oder schwarz. Künstlich-mineralischen Ursprungs.	
E 173	Aluminium	Silbergrau. Mineralischen Ursprungs.	A
E 174	Silber	Silberfarbig. Mineralischen Ursprungs, kann im Gewebe abgelagert werden. Süsswaren.	A
E 175	Gold	Goldfarbig. Mineralischen Ursprungs. Süsswaren.	A
E 180	Rubinpigment, Litolrubin BK	Rot. Künstlich hergestellter Azofarbstoff. Nur zur Behandlung von Käserinden zugelassen.	

Farben haben in der Ernährung nicht nur Signalwirkung, sondern wirken ähnlich wie natürliche Aromen und Bitterstoffe auf viele Stoffwechselvorgänge ein. Manipulationen mit synthetischen Farben als Verkaufsanreiz sind daher auch immer eine Sinnestäuschung und unabhängig von dem allergisierenden Potenzial grundsätzlich abzulehnen! Künstliche Farbstoffe wenn immer möglich vermeiden!

Konservierungsstoffe

Schwefel – Zeichen der befreiten Seele

Schwefeldioxid (E 220) ist ein farbloses, stechend riechendes Gas, das sich beim Verbrennen von Schwefel bildet. Schweflige Säure bzw. deren anwendungstechnisch wichtige Salze, die Sulfite (E 221–228), entstehen durch Einleiten von Schwefeldioxid in wässrige Laugen, sie werden in geringen Mengen jedoch auch im Stoffwechsel gebildet. Wenig bekannt ist, dass Schwefel nach Calcium und Phoshor und noch vor Kalium und Natrium vom Gewichtsanteil her einen der wichtigsten Mineralstoffe des menschlichen Körpers bildet. Schwefel (Sulphur) galt im alchimistischen Weltbild als Zeichen der befreiten Seele (Animus).

Bekannt ist der Einsatz von Schwefeldioxid (SO_2) und Sulfiten beim Wein, wo sie antioxidativ, antimikrobiell und enzymhemmend wirken. Bereits im Most soll SO_2 das Wachstum von Essigsäurebakterien, wilden Hefen und Schimmelpilzen verhindern; die Schwefelung beugt auch einem allzu frühen Säureabbau vor. Während des Weinausbaus dient schweflige Säure oder Sulfit als Farbstabilisator oder auch als Bakterientöter.

In Trockenfrüchten und Kartoffelprodukten verhindern Sulfate, häufig zusammen mit Phosphaten, die enzymatische Bräunung, also eine Verfärbung, wie wir sie auch von geraffelten Äpfeln kennen. Sie konservieren Säfte und Konfitüre oder bleichen Meerrettich, der natürlicherweise Schwefel enthält. Und sie werden für eine Reihe von Beschwerden wie Kopfweh, Migräne, Übelkeit, Durchfall und Asthma verantwortlich gemacht. Dies auch wieder selten als toxische, sondern in der Regel als allergische Reaktion.

Folgekette Nitrat, Nitrit, Nitrosamine

Nitrat (NO_3) besteht aus den Elementen Stickstoff (N) und Sauerstoff (O). Als Salz ist es in Wasser leicht löslich und farblos. Nitrat ist ein wichtiges Glied im Stickstoffkreislauf der Natur, es ist daher auch ein natürlicher Bestandteil im Boden und dient Pflanzen als Nährstoff. Nitrit (NO_2) ist umgewandeltes Nitrat. Es ist giftig und behindert den Sauerstofftransport des Blutes, wobei besonders Säuglinge gefährdet sind. Die fatale Reaktionskette schliesst sich mit der Bildung von Nitrosaminen aus Nitrit. Amine sind stickstoffhaltige Verbindungen, die mit Hilfe von Bakterien und Enzymen unter anderem bei der Umwandlung von Eiweiss entstehen. Sie gelten als letztes Glied einer fatalen Folgekette als besonders aggressiv und gesundheitsgefährdend.

Nitrate (E 251 und 252) und Nitrite (E 249 und 250) sind die beliebtesten Mittel zur Fleischpökelung. Sie haben dreierlei Wirkungen: Sie erhalten auch nach der Verarbeitung die appetitlich rote Farbe, sie zeichnen für das typische Pökelaroma verantwortlich, und schliesslich ist das Nitritsalz das wirksamste Konservierungsmittel geblieben, um Vergiftungen vor allem durch Clostridium botulinum zu verhindern. Nitrate und Nitrite können eine akute Gesundheitsgefahr darstellen – sie sind aber vor allem bei Neigung zu Migräne und allergischen Reaktion kritisch zu betrachten.

Konservierungsstoffe verlangsamen oder verhindern mikrobiologischen Verderb durch Bakterien, Hefen, Schimmelpilze in und auf Lebensmitteln. Konservierungsstoffe müssen mit der Gattungsbezeichnung, dem Namen und der E-Nummer deklariert werden. Dagegen gelten Alkohol, Salz, Zucker, Gewürze, die auch eine konservierende Wirkung ausüben können, nach Lebensmittelverordnung nicht als Konservierungsmittel.

E 200	Sorbinsäure	Künstlich hergestellter Konservierungsstoff. Kommt natürlich vor allem in Vogelbeeren, aber auch als Fettsäure in verschiedenen Lebensmitteln vor, saurer Eigengeschmack. Halbfettmargarine, Dauerwurst (zur Oberflächenbehandlung gegen Schimmelbefall), Fischerzeugnisse, Saucen, Schnittbrot, Sauergemüse, Früchte für Joghurt.
E 202	Kaliumsorbat	Künstlich hergestellt. Kaliumverbindung der Sorbinsäure.

E 203	Calciumsorbat	Künstlich hergestellt. Calciumverbindung der Sorbinsäure.	
E 210	Benzoesäure	Künstlich hergestellter Konservierungsstoff, der auch natürlich z. B. in Äpfeln vorkommt. Wird vor allem im sauren Milieu (Fischerzeugnisse, Saucen, gesäuerte Gemüse) eingesetzt.	A
E 211	Natriumbenzoat	Künstlich hergestellt. Natriumverbindung der Benzoesäure.	A
E 212	Kaliumbenzoat	Künstlich hergestellt. Kaliumverbindung der Benzoesäure.	A
E 213	Calciumbenzoat	Künstlich hergestellt. Calciumverbindung der Benzoesäure.	A
E 214	pHB-Ester und Benzoate	Künstlich hergestellt. Synthetisierte Verbindungen der Benzoesäure, auf der Zunge leicht betäubend. Fischprodukte und Feinkostsalate.	A
E 215	pHB-Ester-Natrium-ethyl-Verbindung	Künstlich hergestellter Konservierungsstoff. Benzoesäureverbindung.	A
E 216	pHB-n-Propylester	Künstlich hergestellter Konservierungsstoff. Benzoesäureverbindung.	A
E 217	pHB-n-Propylester-Natriumpropyl-verbindung	Künstlich hergestellter Konservierungsstoff. Benzoesäureverbindung.	A
E 218	pHB-Methylester	Künstlich hergestellter Konservierungsstoff. Benzoesäureverbindung.	A
E 219	pHB-Natrium-methylester	Künstlich hergestellter Konservierungsstoff. Benzoesäureverbindung.	A
E 220	Schwefeldioxid	Künstlich hergestellter Konservierungsstoff und Antioxidans, der/das für Kopfschmerzen, Migräne, Übelkeit und Asthmaanfälle verantwortlich gemacht wird. E 200–228 beeinflussen den Vitamin D Gehalt von Nahrungsmitteln ungünstig. Trockenfrüchte, Obstkonserven, Meerrettichzubereitungen, Kartoffelerzeugnisse, Wein.	A M
E 221	Natriumsulfit	Künstlich hergestellter Konservierungsstoff. Natriumverbindung der Schwefelsäure.	A M

E 222	Natriumhydrogensulfit	Künstlich hergestellter Konservierungsstoff. Natriumhydrogenverbindung der Schwefelsäure.	A M
E 223	Natriumdisulfit	Künstlich hergestellter Konservierungsstoff. Natriumdisulfitverbindung der Schwefelsäure.	A M
E 224	Kaliumdisulfit	Künstlich hergestellter Konservierungsstoff. Kaliumdisulfitverbindung der Schwefelsäure.	A M
E 226	Calciumsulfit	Künstlich hergestellter Konservierungsstoff. Calciumverbindung der Schwefelsäure.	A M
E 227	Calciumhydrogensulfit	Künstlich hergestellter Konservierungsstoff. Calciumhydrogenverbindung der Schwefelsäure.	A M
E 228	Kaliumhydrogensulfit	Künstlich hergestellter Konservierungsstoff. Kaliumhydrogenverbindung der Schwefelsäure.	A M
E 230	Diphenyl, Biphenyl	Künstlich hergestellter Konservierungsstoff. Nur zugelassen zur Behandlung der Schalen von Zitrusfrüchten oder deren Einwickelpapier.	A
E 231	Orthophenylphenol	Künstlich hergestellter Konservierungsstoff. Gleiche Verwendung wie E 230.	A
E 232	Natriumorthophenyl-phenol	Künstlich hergestellter Konservierungsstoff. Gleiche Verwendung wie E 230.	A
E 234	Nisin	Künstlich hergestellter Konservierungsstoff mit antibiotischer Wirkung. Für Griess- und Tapiokapudding, gereifte Käse und Schmelzkäse zugelassen. Nisin ist auch ein Antibiotikum der Humanmedizin – in den USA als Nahrungszusatz als möglicher Migräne-auslöser im Gespräch.	A M
E 235	Natamycin	Künstlich hergestellter Konservierungsstoff mit antibiotischer Wirkung. Für die Oberflächenbehandlung von Käse, getrocknetem und gepökeltem Fleisch, Salami und Landjäger zugelassen. Arzneimittel der Tier- und Humanmedizin.	A M Gen
E 239	Hexamethylentetramin	Aus Ammoniak und Formaldehyd synthetisiertes Konservierungsmittel, das auch als Arzneimittel bei Harnweginfektionen eingesetzt wird. Darf innerhalb der EU nur für den Provolone-Käse eingesetzt werden.	A

E 242	Dimethyldicarbonat	Künstlich hergestelltes Konservierungsmittel. Zur Entkeimung fruchtsafthaltiger Erfrischungsgetränke und Limonaden eingesetzt. Nicht kennzeichnungspflichtig.	A
E 249	Kaliumnitrit	Künstlich hergestelltes Konservierungs- und Umrötungsmittel.	A M
E 250	Natriumnitrit, Nitritpökelsalz	Künstlich hergestelltes Konservierungs- und Umrötungsmittel. Erhöht die Haltbarkeit von Wurst und erhält die frische rote Farbe, hemmt jedoch auch die Entwicklung gesundheitsgefährdender Keime (Botulismus). Schädlich ist vor allem die Entwicklungskette Nitrat-Nitrit-Nitrosamine (siehe Seite 27).	A M
E 251	Natriumnitrat	Künstlich hergestelltes Konservierungs- und Umrötungsmittel.	A M
E 252	Kaliumnitrat	Künstlich hergestelltes Konservierungs- und Umrötungsmittel.	A M
E 280	Propionsäure	Künstlich hergestelltes Konservierungsmittel, kann auch natürlich bei der Käsereifung auftreten. Verhindert Schimmel auf Schnittbrot, Kuchen und vorverpackten Backwaren. Propionsäure und ihre Derivate waren in Deutschland, der Schweiz und Österreich seit Ende der achtziger Jahre verboten, da sie als überflüssig und zudem noch geschmacksverfälschend galten. Sie werden jetzt jedoch EU-weit wieder zugelassen.	A Gen
E 281	Natriumpropionat	Künstlich hergestelltes Konservierungsmittel, Natriumverbindung der Propionsäure.	A Gen
E 282	Calciumpropionat	Künstlich hergestelltes Konservierungsmittel, Calciumverbindung der Propionsäure.	A Gen
E 283	Kaliumpropionat	Künstlich hergestelltes Konservierungsmittel, Kaliumverbindung der Propionsäure.	A Gen

Säuerungsmittel

Die vielen Lebensmittel zugesetzten Genusssäuren dienen nicht nur der geschmacklichen Abrundung, sondern vielfach technischen Zwecken. Ascorbinsäure, das heute grosstechnisch synthetisierte Vitamin C, gilt als gesund, übt vor allem aber Wirkung als Antioxidans, Konservierungs-, Umrötungs- und Mehlbehandlungsmittel sowie als Farbstabilisator aus.

Die Säuerungsmittel, die auch unter der Bezeichnung Genusssäuren, Säureregulatoren, Stabilisatoren, Teigführungsmittel auftreten, müssen nur mit ihrer Gattungsbezeichnung, nicht aber mit der E-Nummer deklariert werden. Einzeldeklaration mit E-Nummer gilt für die Phosphorsäure (E 338–340), die in der Regel – wie auch bei uns – unter den Antioxidantien eingereiht wird.

E 260	Essigsäure und Acetate	Künstlich hergestelltes Säuerungs- und Konservierungsmittel. Essig ist zwar ein Naturprodukt, doch wird als Lebensmittelzusatz praktisch ausschliesslich synthetisierte Essigsäure verwendet. Eingelegtes Gemüse, Gewürzsaucen, Mixed Pickles, Fertigsalate. Auch dem aus Essenzen hergestellten Speiseessig fehlen die natürlichen Inhaltsstoffe weitestgehend.	
E 261	Kaliumacetat	Künstlich hergestelltes Säuerungs- und Konservierungsmittel. Kaliumsalz der Essigsäure.	
E 262	Natriumdiacetat	Künstlich hergestelltes Säuerungs- und Konservierungsmittel. Natriumsalz der Essigsäure.	
E 263	Calciumacetat	Künstlich hergestelltes Säuerungs- und Konservierungsmittel. Calciumsalz der Essigsäure.	
E 270	Milchsäure	Mikrobiell aus Stärke hergestelltes Säuerungs- und Konservierungsmittel. Erhöht wie die natürliche Milchsäure die Haltbarkeit im sauren Milieu von Mayonnaisen, Saucen, Dressings, Marinaden, auch Bestandteil von Brotsäuerungsmitteln als Ersatz für natürlichen Sauerteig.	**Gen**

E 284	Borsäure	Künstlich hergestelltes Konservierungsmittel. Borsäure und ihr Salz Borax dürfen heute nur noch im Kaviar eingesetzt werden, werden jedoch vielfach in der Kosmetik verwendet.	A
E 285	Natriumtetraborat (Borax)	Künstliche Natriumverbindung der Borsäure.	A
E 290	Kohlendioxid, Kohlen-säure	Natürliches Konservierungsmittel, Treibgas oder Säuerungsmittel. Ist Bestandteil vieler Getränke und dient als sogenanntes Schutzgas für Backwaren, Käse und als Aromakonservierungsstoff für Kaffee.	
E 296	Apfelsäure	Künstlich hergestelltes Säuerungs- und Konservierungsmittel, kommt natürlich in vielen Früchten vor. Konfitüren, Backwaren, Glace.	Gen
E 297	Fumarsäure	Synthetisiertes Säuerungsmittel, ursprünglich aus einem in Mitteleuropa heimischen Acker- und Wiesenkraut, Fumariacea (Erdrauch), isoliert. Kaugummis, Desserts, Fruchtgetränke, auch Arzneimittel, u.a. gegen Schuppenflechte.	Gen

Antioxidantien

Calciumdinatriumethylendiamintetraacetat (EDTA) – E 385

Der unaussprechliche Bandwurm E 385 ist uns in Lebensmitteln bisher wohl kaum begegnet, doch EDTA – haben wir das nicht schon irgendwo gehört? Richtig! EDTA wird Waschmitteln als Faserschutz und Stabilisator zugesetzt. Der biologisch schwer abbaubare Stoff, der mit dem Klärschlamm aus dem Abwasser eliminiert wird, gehört zu den Phosphonaten. Ausgangsbasis für die organische Verbindung aus Kohlenstoff, Wasserstoff, Sauerstoff und Stickstoff ist das Erdöl. Wer nun genau wissen möchte, welche Aufgaben E 385 in Lebensmitteln zu erfüllen hat, muss nur einen Blick auf die technologischen Anforderungen an den Waschmittelzusatz werfen. Jede Waschlauge enthält Metallspuren, vorwiegend Kupfer und Eisen (Rost), die aus dem Schmutz, aber auch aus Wasserleitungen stammen. Hinzu kommen noch geringe Mengen von Schwermetallen wie Chrom und Nickel aus den Rohstoffen. Diese Metallspuren können Seife ranzig werden lassen, Allergien auslösen und die gleichmässige Abgabe von Sauerstoff aus dem Perborat (Bleichmittel) verhindern. Der Stabilisator EDTA bindet die Schwermetalle und hält sie in wässriger Lösung; schädliche Einflüsse bleiben damit im Rahmen. Die gleiche Aufgabe erfüllt E 385 auch in Pilz- und Fischkonserven und übrigens auch noch als Arzneimittel, wo es zur Behandlung von Vergiftungen durch Schwermetalle verwendet wird.

Antioxidantien hemmen die Oxidation von Fetten und bewahren daher fetthaltige Nahrungsmittel vor dem Ranzigwerden. Bei Kartoffelerzeugnissen und anderen pflanzlichen Produkten verhindern sie durch den Luftsauerstoff bedingte Verfärbungen. Antioxidantien werden unter Nennung des einzelnen verwendeten Stoffes und der E-Nummer deklariert. In den Bereichen Konservierungsmittel, Antioxidantien, Säuerungsmittel, Stabilisatoren ist oft eine klare Trennung der Anwendungsbereiche nicht möglich.

E 300	Ascorbinsäure (Vitamin C)	Chemisches Syntheseprodukt, natürlich in vielen Früchten und Gemüsen vorhanden. Dient als Antioxidans, Konservierungs- und Mehlbehandlungsmittel und stabilisiert im Schinken die rote Farbe. Zusätze von Ascorbinsäure dienen häufig als Gesundheitsargument.	Gen
E 301	Natriumascorbat	Künstlich hergestellte Natriumverbindung der Ascorbinsäure.	Gen
E 302	Calciumascorbat	Künstlich hergestellte Calciumverbindung der Ascorbinsäure.	Gen
E 304	Ascorbylpalmitat, Ascorbylstearat	Künstlich hergestellte Fettsäureesterverbindung der Ascorbinsäure. Mayonnaise, Wienerli/Frankfurter.	Gen T
E 306	Tocopherol, tocopherolhaltige Extrakte (Vitamin E)	Antioxidans, Farbstabilisator, Vitaminzusatz, extrahiert aus Pflanzenölen. Tritt in Wechselwirkung mit anderen Vitaminen, weshalb eine Überdosierung vermieden werden sollte. Gefahr ist vor allem bei den Syntheseprodukten E 307-309 gegeben.	
E 307	Alpha-Tocopherol	Synthetisiertes Vitamin E.	
E 308	Gamma-Tocopherol	Synthetisiertes Vitamin E.	
E 309	Delta-Tocopherol	Synthetisiertes Vitamin E.	
E 310	Propylgallat, Gallate (Gallussäureester)	Künstlich hergestelltes Antioxidationsmittel. Ursprünglich aus den gerbstoffreichen Galläpfeln gewonnen, kann es wie diese Allergien auslösen. Auch in Kosmetika zu meiden. Gallate verhindern das Ranzigwerden von Fetten und werden vielfältig eingesetzt. Suppen, Saucen, Kartoffelprodukte, Knabbererzeugnisse, Kaugummi, Milchpulver in Kaffeeautomaten.	A
E 311	Octylgallat	Künstlich hergestelltes Antioxidationsmittel.	A
E 312	Dodecylgallat	Künstlich hergestelltes Antioxidationsmittel.	A
E 315	Isoascorbinsäure	Künstlich hergestelltes Antioxidationsmittel. Billiges Zwischenprodukt der Ascorbinsäuresynthese. Kann die Aufnahme des natürlichen Vitamin C behindern.	A

		Vor allem als Farbstabilisator bei Fleisch und Wurst eingesetzt.	
E 316	Natriumisoascorbat	Künstlich hergestellte Natriumverbindung der Isoascorbinsäure.	A
E 320	Butylhydroxyanisol (BHA)	Künstlich hergestelltes Antioxidations- und Konservierungsmittel. Kaugummis, Chips, Salzstangen, Suppen, Saucen, Kartoffel- und Konditoreierzeugnisse. Auch in Kosmetika zu meiden.	A
E 321	Butylhydroxytoluol (BHT)	Künstlich hergestelltes Antioxidations- und Konservierungsmittel. Kaugummis und Frittierfette.	A M
E 322	Lecithin	Natürlich vor allem aus Soja-, gelegentlich aus Sonnenblumen- oder Rapsöl hergestellt. Lecithine sind zwar Teil jeder Körperzelle, doch sind die in der Industrie als Emulgatoren, Antioxidationsmittel und Stabilisatoren eingesetzten Zusätze stark modifiziert. Sojaprodukte gelten in den USA als *worst trigger,* als häufige Auslöser von Migräne, Asthma und anderen allergischen Reaktionen, weshalb sich auch bei uns eine kritischere Wertung als Lebensmittelzusatz aufdrängt.	A M Gen
E 325	Natriumlactat	Natriumsalz der Milchsäure, Säureregulator Geschmacksverstärker, Antioxidans, mikrobiell aus Stärke erzeugt. Fertiggerichte, Würste, Konditoreierzeugnisse.	Gen
E 326	Kaliumlactat	Kaliumsalz der Milchsäure.	Gen
E 327	Calciumlactat	Calciumsalz der Milchsäure.	Gen
E 330	Citronensäure	Durch Fermentierungsverfahren aus Abfällen der Zuckerindustrie und gentechnische Fermentierung gewonnen. Citronensäure ist zwar ein wichtiger Bestandteil des Stoffwechsels und in vielen Früchten vorhanden, hat jedoch wenig gemein mit dem Zusatzstoff. Sollte bei Candida albicans vermieden werden. Getränke, Obsterzeugnisse, Konfitüren, Backwaren, Milchpulver, Wienerli/Frankfurter.	A Gen

E 331	Natriumcitrat	Natriumsalze der Citronensäure.	A Gen
E 332	Kaliumcitrat	Kaliumsalze der Citronensäure.	A Gen
E 333	(Mono-, Di- und Tri-) Calciumcitrat	Calciumsalze der Citronensäure.	A Gen
E 334	Weinsäure und Tartrate	Nebenprodukt der Weinherstellung, entsteht durch die Behandlung von Weinstein mit Schwefelsäure. Kann die Aufnahme von Calcium behindern. Geliermittel, Würste, Getränke, Desserts, Brausetabletten, Backpulver.	Gen
E 335	Natriumtartrate	Natriumsalze der Weinsäure, wirkt abführend.	Gen
E 336	Kaliumtartrate, Weinstein	Kaliumsalze der Weinsäure, wirkt abführend.	Gen
E 337	Natriumkaliumtartrat	Doppelsalz der Weinsäure, wirkt abführend.	Gen
E 338	Orthophosphorsäure, Phosphate	Phosphate sind natürlich weit auf der Erde verbreitet und gelten in ihren vielen, meist synthetisierten Abwandlungen als eigentliche Heinzelmännchen der Zusatzstoffe. Sie sind nicht nur Konservierungs- und Antioxidationsmittel sowie Säureregulatoren, sondern auch Stabilisator, Emulgator und Rieselstoff. Phosphate können in höheren Dosen die Aufnahme von Calcium, Magnesium und Eisen behindern und stehen im Verdacht, Auslöser der Hyperaktivität (Zappelphilipp-Syndrom) von Kindern zu sein. Kondensmilch, Schmelzkäse, Fleisch- und Fischerzeugnisse, Backwaren, Backpulver, Kartoffel- und Eiprodukte, Colagetränke (E 338 als Säuerungsmittel).	A
E 339	Natriumorthophosphorsäure	Natriumverbindungen der Phosphorsäure.	A
E 340	Kaliumorthophosphorsäure	Kaliumverbindungen der Phosphorsäure.	A
E 341	Calciumorthophosphorsäure	Calciumverbindungen der Phosphorsäure.	A
E 350	Natriummalate	Natriumverbindungen der Apfelsäure, Säuerungs- und Konservierungsmittel. Apfelsäure kommt zwar natürlich in jeder lebenden Zelle	

		und vielen Früchten vor, wird als Zusatzstoff jedoch synthetisch hergestellt. Konfitüren, Getränke, Backwaren, Süsswaren.	
E 351	Kaliummalate	Kaliumverbindungen der Apfelsäure.	
E 352	Calciummalate	Calciumverbindungen der Apfelsäure.	
E 353	Metaweinsäure	Synthetisch hergestellter Stabilisator für Wein, behindert die Aufnahme von Calcium.	Gen
E 354	Calciumtartrat	Synthetischer Stabilisator, behindert die Aufnahme von Calcium.	Gen
E 355	Adipinsäure	Künstliches Säuerungsmittel, Geschmacksverstärker. Getränke, Desserts, Glacen, Füllungen und Glasuren von Gebäck und Kuchen.	
E 356	Natriumadipat	Künstliches Säuerungsmittel, Kochsalzersatz.	
E 357	Kaliumadipat	Künstliches Säuerungsmittel, Kochsalzersatz.	
E 363	Bernsteinsäure	Künstliches Säuerungsmittel. Gewürzextrakte, Desserts, Suppen.	
E 380	Ammoniumcitrate	Künstlicher Säureregulator, in hohen Dosen Übersäuerung von Körperflüssigkeiten.	
E 385	Calcium-dinatriumethylen-diamintetraacetat (EDTA)	Künstliches Antioxidationsmittel mit zungenbrecherischem Namen, Störungen des Stoffwechsels möglich. Darf nur in Konserven (Erbsen, Pilze) eingesetzt werden.	A

Viele der scheinbar natürlichen Säuren erwecken falsche Vorstellungen: Citronensäure (E 330) wird aus Melasseabfällen der Zuckerindustrie gewonnen und hat mit Zitronen nichts mehr zu tun. Da Citronensäure auf einem Schimmelpilz gezüchtet wird, kann sie Candida-Erkrankungen beeinflussen. Daher der Rat, synthetisierte Säuren durch natürliche Fruchtsäuren ersetzen!

Zu vermeiden gilt es vor allem auch BHA und BHT (E 320 und E 321), die in Kaugummis und anderen Produkten auftauchen.

Verdickungs-, Gelier- und Feuchthaltemittel

Verdickungsmittel dienen zum Andicken oder Binden von Flüssigkeiten. Sie machen Emulsionen, Suppen, Saucen, Desserts, Fertiggerichte, stabil. Geliermittel bilden in Obstgelees, Speiseeis, Desserts, Süsswaren usw. stabile Gele. Feuchthaltemittel halten Oberflächen feucht, weich und elastisch. Deklarationspflicht besteht nur als Sammelbegriff.

E 400	Alginsäure	Natürlich aus Braunalgen hergestelltes Verdickungs- und Überzugsmittel, kann Aufnahme von Mineralstoffen behindern. In Light-Fetten, Trinkjoghurts und Mayonnaisen für ein fülligeres Mundgefühl eingesetzt.	Gen
E 401	Natriumalginat	Natriumverbindung der Alginsäure.	Gen
E 402	Kaliumalginat	Kaliumverbindung der Alginsäure.	Gen
E 403	Ammoniumalginat	Ammoniumverbindung der Alginsäure.	Gen
E 404	Calciumalginat	Calciumverbindung der Alginsäure.	Gen
E 405	Propylenglycolalginat	Propylenglykolverbindung der Alginsäure.	Gen
E 406	Agar-Agar	Natürliches Gelier- und Verdickungsmittel aus Rotalgen, als Ballaststoff verdauungsfördernd. Gelieren diverser Speisen oder als Basis von fettfreien Cremen, Salben und für Zäpfchen.	
E 407	Carrageen	Natürliches Gelier- und Verdickungsmittel aus Rotalgen. Vor allem in Milchprodukten, Puddings und Glacen, aber auch in Zahnpasten und Cremes.	
E 407a	Behandelte Eucheuma-Algen	Natürliches Gelier- und Verdickungsmittel.	
E 410	Johannisbrotkernmehl (Carob)	Natürliches Verdickungsmittel aus den Samen des Johannisbrotbaums, verdauungsfördernd, in sehr hohen Dosen abführend. Glacen, Backwaren, Milchmischgetränke, als Carob auch Kakaoersatz.	
E 412	Guarkernmehl	Natürliches Verdickungsmittel und Emulgator. Glacen, Brot und Backwaren, Ketchup, Mayonnaisen und Saucen.	

E 413	Traganth	Natürliches Verdickungsmittel, verdauungsfördernd, in hoher Dosis abführend. Saure Lebensmittel und Kosmetika.	
E 414	Gummi arabicum	Natürliches Verdickungsmittel und Füllstoff, verdauungsfördernd, wird in manchen Ländern bestrahlt, selten Überempfindlichkeiten. Süsswaren.	
E 415	Xanthan	Natürliches Verdickungs- und Geliermittel, verdauungsfördernd, in hohen Dosen abführend. Salatsaucen, Senf, Kosmetika.	**Gen**
E 416	Karayagummi	Natürliches Verdickungs- und Geliermittel, verdauungsfördernd, abführende Wirkung, kann Aufnahme von Mineralstoffen behindern. Praktisch nur in Kosmetika (Haftpulver für Zähne) eingesetzt.	
E 417	Tarakernmehl	Natürliches Verdickungsmittel und Füllstoff, als Ballaststoff verdauungsfördernd.	
E 418	Gellan	Künstliches Verdickungs- und Geliermittel.	
E 420	Sorbit, Sorbitsirup	Künstlich aus Traubenzucker oder gentechnisch aus Mais hergestellter Zuckeraustauschstoff, natürlich in der Vogelbeere enthalten, ersetzt den Zucker in diabetischen Lebensmitteln, in hohen Dosen Blähungen, Durchfall.	**Gen**
E 421	Mannit	Künstlich aus Invertzucker hergestellt, kommt natürlich in der Mannaesche vor, Zuckeraustauschstoff, Durchfall und Blähungen möglich. Kaugummi.	**Gen**
E 422	Glycerin	Künstlicher Stabilisator, Füllstoff, Lösemittel, wird auch aus natürlichen Fetten und Ölen hergestellt	T
E 425	Konjakmehl	Pflanzliche Verdickungs- und Geliermittel Füllstoff.	

Auf die häufig aus tierischen Abfällen bereiteten herkömmlichen Gelatinen können Sie gut verzichten! Entdecken Sie wieder die natürlichen Methoden des Verdickens, Bindens und Gelierens, mit denen sich viele Speisen zubereiten lassen. Einen guten Weg dazu zeigt das Buch von Verena Krieger, «Pflanzlich binden und gelieren», AT Verlag.

Emulgatoren

Emulgieren, gelieren, stabilisieren: Auch die Natur hat's drauf

Emulgatoren haben die Aufgabe, die Mischung ursprünglich nicht mischbarer Stoffe, vor allem von Ölen, Fetten und Wasser, zu ermöglichen und die dabei entstehende Emulsion auch zu stabilisieren. Wasser lässt sich nicht mit Öl mischen. Geben wir jedoch ein Eigelb dazu und quirlen die Mischung kräftig durch, bindet das im Dotter enthaltene Lecithin durch seine Struktur Fett und Wasser aneinander. Lecithin (E 322), meist aus Sojaöl und nicht aus Eiern gewonnen, ist ein viel verwendeter Emulgator der Lebensmittelindustrie zur Herstellung von Salatsaucen, Fertigsuppen, Milchprodukten, Mischgetränken, Margarine, Glace usw. Bei Teigwaren verhindern Emulgatoren ein Verkleben, beim Kartoffelpüree eine klebrige Konsistenz, bei Schokolade hemmen sie den Fettreif, bei Karamels und Bonbons setzen sie die Klebrigkeit gegenüber dem Einwickelpapier herab, beim Kaugummi verbessern sie die Plastizität und verhüten ein Festkleben an den Zähnen. Vielfältig ist ihre Wirkung in Backwaren: Emulgatoren ermöglichen eine feine Verteilung des Fettes, erhöhen die Gärtoleranz, verfeinern die Porung, vergrössern das Volumen und verringern das Kleben des Teigs an den Maschinen. Bei Instantgetränken wird durch Emulgatoren die Lösungsgeschwindigkeit erhöht, bei Backfetten verbessern sie die Mischungsfähigkeit und die Kältebeständigkeit. Bei Bratfetten verhindern sie das Spritzen und Schäumen und auch das Verbrennen allfälliger Eiweissbestandteile. Eine besondere Rolle kommt Emulgatoren auch in der Wurstherstellung zu: Emulgatoren werden benötigt, um mit möglichst wenig Fleisch möglichst viel Wurst zu machen. Dabei wird teures Fleisch durch Fett, Schwarten, Wasser und Geschmacksverstärker ersetzt. Die eigentliche Funktion des Fleischeiweisses, nämlich seine Binde- und Emulgierfähigkeit, muss von einem Zusatzstoff, den Emulgatoren, übernommen werden.

Eine klare Trennung und Bestimmung der Zusatzstoffe, welche die Konsistenz eines Lebensmittels verändern, ist nicht möglich. So umfasst etwa der Begriff Stabilisator die unterschiedlichsten Stoffe. Die in fetthaltigen Lebensmitteln eingesetzten Antioxidantien können als Stabilisatoren wirken, ebenso Phosphate, Schwefel und Lecithin. Stabilisierend wirken auch Geliermittel, Verdickungsmittel und Säuren. Die stabilisierende Wirkung von Säuren kennen wir auch von der Zubereitung eines Käse-Fondues her, wo ein möglichst säurehaltiger Wein oder sogar etwas Zitronensaft eine stabile, gut emulgierende Käsemasse garantiert.

Eine besonders wichtige Aufgabe kommt in der modernen Lebensmitteltechnologie den modifizierten Stärken (E 1404–1440) zu, was sich auch schon in deren zahlenmässiger Präsenz zeigt. Stärke wird chemisch modifiziert, damit sie stabiler gegen Hitze, Kälte, Säuren und weitere Einflüsse wird. In der Praxis sorgt sie etwa dafür, dass Suppen cremig bleiben, gut binden und ein angenehm-rahmiges Mundgefühl vermitteln.

Soja – Wunder- oder Allergikerbohne?

Lecithin ist Bestandteil jeder lebenden Zelle und galt daher als völlig unbedenklicher Lebensmittelzusatz. In den USA wird jedoch heute davon ausgegangen, dass sich die Zahl der Soja-Allergiker in den letzten sechs Jahren verzehnfacht hat. Und da bei uns ebenso Soja und vor allem Sojalecithin als Emulgator, Stabilisator, Antioxidans und Bräunungsmittel in mehr als 30 000 verarbeiteten Lebensmitteln in aller Munde ist, gilt auch hier die Bohne als weit verbreitetes Allergen.

Es drängt mich jedoch, einige Worte zur Ehrenrettung der kleinen, unschuldigen Bohne zu verlieren. Ich halte die sorgfältig handwerklich verarbeiteten Sojaprodukte wie Tofu oder in traditioneller Fermentierung hergestelltes Tamari für eine Bereicherung der Ernährung; die eigentlichen Probleme erwachsen aus dem industriellen Einsatz der Sojalecithine in der Nahrungsmittelindustrie. Hier werden bei der Herstellung von Emulsionen – Cremedesserts, Feingebäck, Pizzateig, Mayonnaise, Kaffeeweissmacher, Schokolade, Margarine, Würste, Suppen, Getränke, Fertiggerichte, Säuglingsnahrung – Lecithine (E 322) eingesetzt, die es bei Migräneneigung und allergischer Disposition zu meiden gilt. Weitere viel verwendete Emulgatoren wie E 471, E 472 (Mono- und Diglyceride) und E 475 (Polyglycerinester) enthalten ebenfalls Sojalecithin, und auch Tocopherol (E 306), also Vitamin E, stammt zum grössten Teil aus Sojaöl.

Emulgatoren verbinden Fett, Öl und Wasser zu stabilen Emulsionen. Sie sind nur als Sammelbegriff deklarationspflichtig.

E 431	Polyoxyethylen(40)stearat	Emulgator, Stabilisator.	A
E 432	Polyoxyethylen-sorbitan-monolaurat (Polysorbat 20)	Künstliche Stabilisatoren, Emulgatoren und Schaumverhüter. Konfitüre, Kaffeeweissmacher in Automaten.	A
E 433	Polyoxytethylen-sorbitan-monooleat (Polysorbat 80)	Künstliche Stabilisatoren, Emulgatoren und Schaumverhüter.	A
E 434	Polyoxyethylen-sorbitan-monopalmitat (Polysorbat 40)	Künstliche Stabilisatoren, Emulgatoren und Schaumverhüter.	A
E 435	Polyoxyethylen-sorbitan-monostearat (Polysorbat 60)	Künstliche Stabilisatoren, Emulgatoren und Schaumverhüter.	A
E 436	Polyoxyethylen-sorbitan-tristearat (Polysorbat 65)	Künstliche Stabilisatoren, Emulgatoren und Schaumverhüter.	A
E 440a	Pektin	Natürliches oder künstlich hergestelltes Gelier- und Verdickungsmittel, verdauungsfördernd, in hohen Dosen Durchfall möglich.	
E 440b	Amidiertes Pektin	Aus Behandlung mit Ammoniak gewonnenes Pektin.	
E 442	Ammoniumphosphatide	Künstlich hergestellter Emulgator und Stabilisator, in hohen Dosen Übersäuerung, Störungen im Magen-Darm-Bereich möglich. Kakao- und Schokolademassen als Überzug.	A
E 444	Saccharoseacetat-isobutyrat	Künstlich hergestellter Emulgator und Stabilisator. Nur für trübe nichtalkoholische Getränke zugelassen.	
E 445	Glycerinester aus Wurzelharz	Künstlicher Emulgator und Stabilisator, teilweise auch tierischer Herkunft.	T Gen
E 450	Diphosphate	Künstlich hergestellte Stabilisatoren, Emulgatoren und Säureregulatoren. In hohen Dosen wird die Aufnahme verschiedener Stoffe behindert. Knochenschwund, Kalkablagerungen, Hyperaktivität von Kindern.	A

		Glace, Eiprodukte, Kartoffelprodukte, Schmelzkäse, Würste, Fischerzeugnisse, Backwaren.	
E 451	Triphosphate	Siehe E 450.	
E 452	Polyphosphate	Siehe E 450.	
E 460	(Mikrokristalline) Cellulose, Pulvercellulose	Natürlicher Füllstoff und Trennmittel, im Körper nicht verwertbar, als Ballaststoff verdauungsfördernd.	
E 461	Methylcellulose	Künstlich behandelte Cellulose, in hohen Dosen abführende Wirkung möglich.	
E 463	Hydroxypropylcellulose	Natürliches Verdickungsmittel, abführende Wirkung möglich.	
E 464	Hydroxypropyl-methylcellulose	Natürliches Verdickungsmittel, abführende Wirkung möglich.	
E 465	Ethylmethylcellulose	Natürliches Verdickungsmittel, mit Lauge behandelt, abführende Wirkung möglich.	
E 466	Carboxymethylcellulose	Natürliches Verdickungsmittel, mit Chloressigsäure behandelt, abführende Wirkung möglich.	
E 469	Enzymatisch hydrolisierte Carboxymethylcellulose	Füllstoff und Verdickungsmittel.	
E 470a	Natrium-, Kalium- und Calciumsalze von Speisefettsäuren	Natürliche Emulgatoren und Schaummittel.	T Gen
E 470b	Magnesiumsalze von Speisefettsäuren	Natürliche Emulgatoren und Schaummittel.	T Gen
E 471	Mono- und Diglyceride von Speisefettsäuren	Natürliche Emulgatoren und Mehlbehandlungsmittel.	T Gen
E 472a	Essigsäureester von Mono- und Diglyceriden von Speisefettsäuren	Künstliche Emulgatoren und Mehlbehandlungsmittel.	T Gen
E 472b	Milchsäureester	Künstliche Emulgatoren und Mehlbehandlungsmittel.	T Gen
E 472c	Citronensäureester	Künstliche Emulgatoren und Mehlbehandlungsmittel.	T Gen
E 472d	Weinsäureester	Künstliche Emulgatoren und Mehlbehandlungsmittel.	T Gen

E 472e	Mono- und Diacetylweinsäureester	Künstliche Emulgatoren und Mehlbehandlungsmittel.	T Gen
E 472f	Essig- und Weinsäureester	Künstliche Emulgatoren und Mehlbehandlungsmittel.	T Gen
E 473	Zuckerester von Speisefettsäuren	Künstliche Emulgatoren und Mehlbehandlungsmittel.	T Gen
E 474	Zuckerglyceride	Künstliche Emulgatoren und Mehlbehandlungsmittel.	T Gen
E 475	Polyglycerinester von Speisefettsäuren	Künstliche Emulgatoren und Stabilisatoren.	T Gen
E 476	Polyglycerin-Polyricinoleat	Künstliche Emulgatoren und Stabilisatoren.	Gen
E 477	Propylenglycolester von Speisefettsäuren	Künstliche Emulgatoren und Stabilisatoren.	Gen
E 479	Thermooxidiertes Sojaöl mit Mono- und Diglyceriden von Speisefettsäuren	Künstlich hergestellte Emulgatoren und Trennmittel.	T Gen
E 481	Natriumstearoyl-2-lactylat	Künstlich hergestellte Emulgatoren und Mehlbehandlungsmittel.	
E 482	Calciumstearoyl-2-lactylat	Künstlich hergestellte Emulgatoren und Mehlbehandlungsmittel.	
E 483	Stearyltartrat	Künstlich hergestellte Emulgatoren und Mehlbehandlungsmittel.	
E 491	Sorbitanmonostearat	Künstlich hergestellte Emulgatoren und Stabilisatoren. Desserts, Zuckerware, Kaffeeweissmacher in Automaten, Schokolade. Herstellung aus genverändertem Mais möglich.	A Gen
E 492	Sorbitantristearat	Künstlich hergestellte Emulgatoren und Stabilisatoren.	A Gen
E 493	Sorbitanmonolaureat	Künstlich hergestellte Emulgatoren und Stabilisatoren.	A Gen
E 494	Sorbitanmonooleat	Künstlich hergestellte Emulgatoren und Stabilisatoren.	A Gen
E 495	Sorbitanmonopalmitat	Künstlich hergestellte Emulgatoren und Stabilisatoren.	A Gen

Verschiedene Zusatzstoffe

Tierisches vom Borstenvieh

Bäckerfett – mit einem hohen Schweinefettanteil – sowie reines Schweinefett blicken in Bäckereien auf eine lange Tradition zurück. Auch heute noch wandern diese kaum absetzbaren Überschüsse der intensiven Schweinemast undeklariert in vielerlei Gebäck, Spezialbrote, Gipfeli, Schnecken, Blätter-, Mürbe- und Fertigteig. Mehr noch als in Bäckereien, von denen viele ganz auf Butter und pflanzliche Fette umgestellt haben, verwendet die industrielle Produktion Schweinefett. Dieses wird von Einkaufsgenossenschaften in 25-kg-Gebinden – raffiniert, plastifiziert, homogenisiert, desodoriert und stabilisiert – angeboten. Wer mag bei einem solch gezielten Einsatz moderner Lebensmitteltechnologie noch an Qualität und Gesundheitswert des Sterilfetts zweifeln?

25 kg Schweinefett 1A
- raffiniert
- desodorisiert
- plastifiziert
- stabilisiert
- homogenisiert

25 kg Econova spécial
das bekannte und bewährte Bäckereifett

Nun gibt es für Schweinefett durchaus noch eine andere Betrachtungsweise. In Notzeiten waren viele Menschen froh über Schweinefett oder Schmalz, wie es auch noch genannt wird. Die Verwendung stand in vielen bäuerlichen Familien etwa für die Bereitung einer Rösti in hohem Ansehen. In alten Kochbüchern wird Schweinefett gelobt. Kritik an der Verwendung richtet sich gegen die undeklarierte Massenverwendung eines billigen Sterilfettes in Produkten, die unter Umständen auch Vegetarier essen. Fragwürdig ist vor allem das Argument, dass ohne diese Form der Verwendung grosse Entsorgungsprobleme entstünden. Das heisst nichts anderes, als dass der menschliche Stoffwechsel die billigste und einfachste Form der «Entsorgung» ist.

Lebensmittelzusatzstoffe, die tierischen Ursprungs sein können, sind gar nicht so selten. Wir haben sie in der Aufstellung der E-Nummern mit einem T markiert. Es sind dies: Cochenillerot (E 124), Ascorbylstearat oder -palmiat (E 304), Glycerin und Glycerinester (E 422 und E 445), Speisefettsäuren (E 470-475), Stearinsäure (E 570), Eisen-2-lactat (E 585), Glutamat (E 620–625), Glycerintriacetat (E 1518). Verschwunden aus den offiziellen Listen ist neuerdings Cystein/Cystin (E 920/E 921), eine schwefelhaltige Aminosäure, die aus Schweineborsten oder Menschenhaar gewonnen wird. Diese Vorläufer von Röstaromen werden heute immer mehr durch enzymatische Verfahren ersetzt. Nicht als Zusatzstoffe, sondern als Zutaten gelten Fischöl oder Omega-3-Fettsäuren. Der sich ausweitende Markt der Nutraceuticals, in dem Lebensmittel als Heilmittel angepriesen werden, wird noch zusätzlich für Unsicherheiten sorgen.

E 500	Natriumcarbonat (Soda), Natriumhydrogencarbonat (Natron)	Backtriebmittel, Trennmittel, Bestandteile der Mineralien im Wasser, wird heute jedoch meist chemisch hergestellt. In hohen Dosen verstärkte Magensäurebildung. Backpulver, Schokolade, Schmelzkäse, im Kakao als Farbstabilisator.
E 501	Kaliumcarbonat (Pottasche)	Künstliches Triebmittel. Lebkuchen.
E 504	Magnesiumcarbonat	Künstliches Backtriebmittel, Trennmittel und Säureregulator.
E 507	Salzsäure	Künstlich hergestelltes Säuerungs- und technisches Hilfsmittel, ist im Magensaft natürlich vorhanden.
E 508	Kaliumchlorid	Kaliumverbindung der Salzsäure.
E 509	Calciumchlorid	Calciumverbindung der Salzsäure.
E 511	Magnesiumchlorid	Magnesiumverbindung der Salzsäure.
E 512	Zinn-2-Chlorid	Künstliches Antioxidationsmittel. Nur für Konserven zugelassen.
E 513	Schwefelsäure	Künstliches Säuerungsmittel. Zur Herstellung von Würzen und Glucosesirup.
E 514	Natriumsulfate	Salze der Schwefelsäure, auch als Glaubersalz (Abführmittel) bekannt.
E 515	Kaliumsulfat	Künstlicher Säureregulator, in hohen Dosen abführend.
E 516	Calciumsulfat (Gips)	Künstlicher Säureregulator.

E 517	Ammoniumsulfat	Künstlicher Säureregulator.	
E 520	Aluminiumsulfat	Künstlicher Säureregulator, Aluminiumbelastung des Körpers möglich.	A
E 521	Aluminiumnatriumsulfat	Künstliches Festigungsmittel, Aluminiumbelastung des Körpers möglich.	A
E 522	Aluminiumkaliumsulfat (Alaun)	Künstliches Festigungsmittel, Aluminiumbelastung des Körpers möglich.	A
E 523	Aluminium-ammoniumsulfat	Künstliches Festigungsmittel, Aluminiumbelastung des Körpers möglich.	A
E 524	Natriumhydroxid (auch: Ätznatron, Natronlauge)	Künstlicher Säureregulator. Für Laugengebäck und zur Beseitigung des Bittergeschmacks bei Oliven.	
E 525	Kaliumhydroxid (auch: Ätzkali, Kalilauge)	Künstlicher Säureregulator.	
E 526	Calciumhydroxid (auch: gelöschter Kalk oder Kalkmilch)	Künstlicher Säureregulator.	
E 527	Ammoniumhydroxid (auch: Ammoniak, Salmiakgeist)	Künstlicher Säureregulator.	
E 528	Magnesiumhydroxid	Künstlicher Säureregulator.	
E 529	Calciumoxid (auch: gebrannter Kalk, Ätzkalk)	Künstlicher Säureregulator.	
E 530	Magnesiumoxid	Künstlicher Säureregulator.	
E 535	Natriumferrocyanid, gelbes Blutlaugensalz	Künstliches Trennmittel, Stabilisator, lässt Salz besser rieseln.	
E 536	Kaliumferrocyanid	Künstliches Trennmittel, Stabilisator, lässt Salz besser rieseln.	
E 538	Calciumferrocyanid	Künstliches Trennmittel, Stabilisator, lässt Salz besser rieseln.	
E 541	Saures Natriumaluminiumphosphat	Künstliches Backtriebmittel, Aluminiumbelastung möglich.	A
E 551	Siliciumdioxid (auch: Kieselsäure)	Künstliches Trennmittel, unschädlich, da vom Körper nicht resorbierbar.	

E 552	Calciumsilicat	Natürliches Trennmittel, unschädlich, da vom Körper nicht resorbierbar.	
E 553a	Magnesiumsilicat, Magnesiumtrisilicat	Natürliches Trennmittel, unschädlich, da vom Körper nicht resorbierbar.	
E 553b	Talkum	Natürliches Trennmittel, unschädlich, da vom Körper nicht resorbierbar.	
E 554	Natriumaluminium-silicat	Natürliches Trennmittel, unschädlich, da vom Körper nicht resorbierbar.	
E 555	Kaliumaluminiumsilikat	Natürliches Trennmittel.	
E 556	Calciumaluminiumsilicat	Natürliches Trennmittel.	
E 558	Bentonit	Natürliches Trennmittel, vulkanisches Tongestein, darf extrem geringe Mengen Arsen und Blei enthalten.	
E 559	Aluminiumsilicat (Kaolin, Porzellanerde)	Natürliches Trennmittel.	
E 570	(Speise-) Fettsäuren (Stearinsäure)	Natürliche Emulgatoren und Trennmittel.	T Gen
E 574	Gluconsäure, Gluconat	Künstlicher Säureregulator und Stabilisator, verhindert Fettverderb. Säuerungsmittel für Limonaden, Bestandteil einiger Süssstoffe.	Gen
E 575	Glucon-delta-lacton	Künstlicher Säureregulator.	Gen
E 576	Natriumgluconat	Künstlicher Säureregulator.	Gen
E 577	Kaliumgluconat	Künstlicher Säureregulator.	Gen
E 578	Calciumgluconat	Künstlicher Säureregulator	Gen
E 579	Eisen-2-gluconat	Künstlicher Farbstabilisator. Nur für dunkle Oliven.	Gen
E 585	Eisen-2-lactat	Künstlicher Farbstabilisator, auch als Arzneimittel zugelassen.	T

Geschmacksverstärker, Wachse, Gase

Glutaminsäure/Glutamat: die Geschmacksmanipulatoren

Die gefragteste Einzelsubstanz der Lebensmittel-Designer ist ein Hilfsmittel, das die Schwächen und Unzulänglichkeiten des modernen Food Stylings ausgleichen soll: der Geschmacksverstärker Glutamat, der uns allen als Streuwürze bekannt ist. Um Aromen zu stützen und zu stärken, kommt dieser geschmacklich grobe Klotz weltweit in gewaltigen Mengen in Speisen und Getränke. Nichts spiegelt deutlicher, wie unsere Geschmacksnerven strapaziert und abgestumpft werden.

Die Salze der Glutaminsäure (E 620), als Natrium-, Kalium-, Calcium-, Ammonium- und Magnesium-Glutamat (E 621–625) von der Lebensmittel- und Zusatzstoffverordnung als Geschmacksverstärker abgesegnet, sind in reiner Form ein weisses, wasserlösliches Kristallpulver, das keinen eigenen Geschmack besitzt. Erst über die Sensibilisierung der Geschmackspapillen im Mund verstärkt es den Geschmack und hebt diesen hervor. Die Glutaminsäure ist eine Aminosäure, die in den meisten Proteinen vorkommt. Sie ist für den Stoffwechsel des Gehirns wichtig.

Glutamate werden heute vor allem in amerikanischer Literatur für Asthma, Migräne und viele allergische Reaktionen verantwortlich gemacht. Die Zusatzstoffe E 620–625 bei Unverträglichkeiten zu meiden ist gar nicht so einfach, da ganze Industriezweige davon leben, Nahrungsmittel zuerst ihres Geschmacks zu berauben und sie dann mit Geschmacksverstärkern wieder aufzupäppeln. Die Glutamate sind also ein Vehikel der Geschmacksmanipulation von Suppen, Fertiggerichten, Saucen, Mayonnaisen, Konserven, Wurst, Gebäck und diversen Getränken. Oft braucht es eine regelrechte Detektivarbeit, ihnen auf die Spur zu kommen. Vor allem bei häufigen Migräneanfällen lohnt es sich jedoch, diesen Spuren nachzugehen.

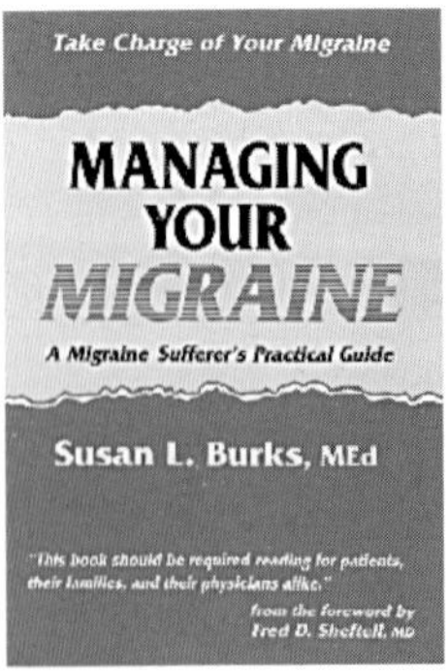

Literatur:

Susan L. Burks: Managing your Migraine, Vorwort von Fred D. Sheftell, Co-Direktor des New England Center for Headache, Stanford, Humana Press 1994.

George R. Schwartz: The MSG Syndrome, Signet Paperback 1988.

Geschmacksverstärker bringen verloren gegangenen Geschmack von Lebensmitteln zurück oder verstärken diesen. Deklarationspflichtig sind sie als Sammelbegriff – neu ist in der EU-Gesetzgebung wegen allergischer Reaktionen die Einzeldeklaration mit E-Nummer vorgesehen.

E 620	Glutaminsäure, Glutamat	Geschmacksverstärker, aus pflanzlichen und tierischen Rohstoffen mit Hilfe enzymatischer Verfahren gewonnen. Häufiger Auslöser von Migräne, Asthma und allergischen Reaktionen. Fleisch- und Fischerzeugnisse, Suppen, Saucen, Getränke, Süsswaren, Dessertspeisen, Snacks, Fertiggerichte, Brühwürfel, Streuwürzen. Glutamat und die Abwandlungen werden häufig mit Inosinat und Guanylat zusammen eingesetzt, da sie sich in ihrer geschmacksverstärkenden Wirkung ergänzen und unterstützen.	A M T Gen
E 621	Natriumglutamat	Geschmacksverstärker.	A M T Gen
E 622	Kaliumglutamat	Geschmacksverstärker.	A M T Gen
E 623	Calciumglutamat	Geschmacksverstärker	A M T Gen
E 624	Ammoniumglutamat	Geschmacksverstärker	A M T Gen
E 625	Magnesiumglutamat	Geschmacksverstärker.	A M T Gen
E 626	Guanylsäure	Geschmacksverstärker, wird in Harnsäure umgewandelt, kann daher Gicht begünstigen. Tomatensuppe, Saucen, Streuwürzen.	A

E 627	Natriumguanylat	Geschmacksverstärker	A
E 628	Kaliumguanylat	Geschmacksverstärker.	A
E 629	Calciumguanylat	Geschmacksverstärker.	A
E 630	Inosinsäure, Inosinat	Sehr starker Geschmacksverstärker, wird in Harnsäure umgewandelt, kann daher Gicht begünstigen. Suppen, Saucen, Streuwürzen.	A
E 631	Natriuminosinat	Geschmacksverstärker.	A
E 632	Kaliuminosinat	Geschmacksverstärker.	A
E 633	Calciuminosinat	Geschmacksverstärker.	A
E 634	Calcium 5'-ribonucleotid	Geschmacksverstärker, wird in Harnsäure umgewandelt, kann daher Gicht begünstigen.	
E 635	Natrium 5'-ribonucleotid	Geschmacksverstärker.	A
E 637	Ethylmaltol	Künstlicher Aromastoff.	
E 640	Glycin und dessen Natriumsalze	Süsse Eiweissbausteine, intensivieren Geschmack von Süssstoffen.	
E 900	Dimethylpolysiloxan (auch: Silikonöl)	Künstliches Schaumverhütungsmittel.	
E 901	Bienenwachs weiss und gelb	Natürliches Trenn- und Überzugsmittel, unschädlich, da vom Körper nicht resorbierbar.	
E 902	Candelillawachs	Natürliches Überzugsmittel aus einer Wüstenpflanze, unschädlich, da vom Körper nicht resorbierbar.	
E 903	Carnaubawachs	Natürlich, aus der brasilianischen Wachspalme, unverdaulich.	
E 904	Schellack	Natürliches Trenn- und Überzugsmittel, Harz aus den Ausscheidungen der Gummischildlacklaus, unverdaulich.	
E 905	Mikrokristallisiertes Wachs	Oberflächenbehandlungsmittel.	
E 912	Montansäureester	Natürliches Pflanzenwachs. Oberflächenbehandlung von Zitrusfrüchten, allergische Reaktionen möglich.	A

E 914	Polyethylenwachs-oxidate	Künstliches Überzugsmittel. Nur zur Behandlung von Zitrusfrüchten erlaubt.	
E 920	L-Cystein	Pflanzlicher Eiweissbaustein. Dient der Mehlbehandlung. Bläht Brote und Gebäck auf und verstärkt das Aroma. Kann gentechnisch hergestellt werden.	Gen
E 927	Carbamid	Natürlicher Stabilisator. Nur für Kaugummi zugelassen.	
E 938	Argon	Natürliches Treib- und Schutzgas.	
E 939	Helium	Natürliches Treib- und Schutzgas.	
E 941	Stickstoff	Natürliches Treib- und Schutzgas, Kontaktgefriermittel.	
E 942	Distickstoffmonoxid (auch: Lachgas)	Natürliches Treibgas, als Narkosemittel eingesetzt. Kommt in Lebensmitteln kaum zum Einsatz.	
E 948	Sauerstoff	Natürliches Treib- und Schutzgas.	

Was sie in einem Lebensmittel zu suchen haben, sagt der Name. In vielen Produkten scheint es so zu sein, dass die eigentliche Geschmacksprägung nur noch von synthetischen Aromen und Geschmacksverstärkern kommt.

Meiden Sie Nahrungsmittel, denen mit Geschmacksverstärkern Leben eingehaucht wird! Zudem sollten Allergiker und Menschen, die unter Migräne leiden, beachten, dass Glutamate wie der Süssstoff Aspartam als mögliche Auslöser gelten.

Süssstoffe, Enzyme, Stärken

Aspartam (E 951) – Genuss ohne Reue?

Mit der 200-fachen Süsskraft des Zuckers schwimmt Aspartam auf der attraktiven, mit dem Prädikat «gesundheitsbewusst» versehenen Light-Welle. Der Süssstoff tritt dabei unter verschiedenen Markennamen auf, u.a. Canderel (Searle) oder NutraSweet (Monsanto), dem weltweiten Marktführer.

Auch wenn es in der Werbung gern anders dargestellt wird, ist Aspartam eindeutig ein synthetisches Produkt – ohne Vorbild in der Natur. Ob Cola- oder Limonadegetränk, Cremespeise oder Kaugummi mit dem Aufdruck «ohne Zucker»: Sie werden nicht lange suchen müssen, um auf den Süssstoff Aspartam zu stossen. Weltweit vorgeschrieben ist nämlich der Warnhinweis «enthält Phenylalanin». Damit erhalten Menschen mit der angeborenen Stoffwechselerkrankung Phenylketonurie die Möglichkeit, Aspartam und damit gesüsste Produkte zu meiden. Bei dieser vererbbaren Krankheit fehlt das Enzym Phenylalaninoxydase. Die essentielle Aminosäure Phenylalanin kann daher nicht in Tyrosin umgewandelt werden. Die Folge sind schwere geistige Defekte, wenn nicht frühzeitig eine strenge Diät eingehalten wird. Phenylalanin ist eine von zwei Aminosäuren, aus denen Aspartam zusammengesetzt ist. Diese müssen chemisch zu einem komplexen Gebilde verknüpft werden, damit eine intensiv süss schmeckende Substanz entsteht. Phenylalanin, die eine Komponente des Aspartams, wird in den USA mit genmanipulierten Mikroorganismen produziert.

In Literatur – auch hier vor allem amerikanischen Ursprungs – wird Aspartam als häufiger Kopfschmerz- und Migräneauslöser genannt, aber auch für eine Reihe weiterer Gesundheitsstörungen wie Übelkeit, Benommenheit, Depressionen und allergische Hautreaktionen verantwortlich gemacht. Ausserdem wird die Vermutung geäussert, dass Aspartam das Hunger- und Sättigungsgefühl stört.

Enzyme – Schlüssel zum Food Design

Enzyme regeln als Biokatalysatoren die Stoffwechselprozesse von Pflanzen, Tieren und Menschen. Verdauungsenzyme beispielsweise werden im menschlichen Verdauungssystem gebraucht, um die Hauptnährstoffe Eiweiss, Fett und Kohlenhydrate aufzuspalten, da sie in ihrer ursprünglichen Form nicht aufgenommen werden können. Enzymatische Prozesse bestimmen aber auch den Geschmack und sind schliesslich Grundlage vieler Verarbeitungsschritte von Nahrungsmitteln wie Käsereifung, Bier- und Weingärung usw.

Die DNA-kodierte Bauanleitung der Enzyme ist fast immer nur in einem Gen festgeschrieben, und sie können von Mikroorganismen direkt gebildet werden, ohne wie etwa Vitamine Umwege über Stoffwechselprozesse durchlaufen zu müssen. – Ideale Voraussetzungen für die Gentechnik. Die Enzymproduktion ist längst Realität und der eigentliche Schlüssel zum Food Design. Spezielle Enzyme, die wegen ihrer Fähigkeiten begehrt sind, kommen in der Natur nur in kleinsten Mengen vor. Sie lassen sich nun am biotechnischen Fliessband nicht nur in beliebigen Mengen, sondern sogar auf einen bestimmten Anwendungszweck hin entwerfen und produzieren.

Das Spektrum ihrer Fähigkeiten ist faszinierend: Sie können grosse Moleküle in ganz bestimmter Weise umbauen (Isomerasen), Eiweiss- und DNA-Elemente zusammenkleben (Ligasen). Es gibt grosse Gruppen von Enzymen, die Stärke (Amylasen, E 1100), Fette (Lipasen), Eiweisse (Proteasen, E 1101) oder den universellen Zellbaustoff Zellulose aufspalten. Gen-Enzyme sind mittlerweile überall anzutreffen: in der Papier-, Leder-, Textil-, Zellstoff- und vor allem Waschmittelindustrie.

Enzyme verwandeln Mais-, Weizen- oder Kartoffelstärke mal in süssen Sirup und mal in modifizierte Stärke. Bei Butter, Käse oder Rahm spalten sie aus den Fettsäuren Aromastoffe ab oder bilden aus Eiweiss Würze oder Bratengeschmack. Auch an der Gewinnung von färbenden Essenzen aus Früchten, Beeren oder Blattgrün sind sie beteiligt. Das Arsenal der Emulgatoren, Binde-, Gelier-, Quell- und Verdickungsmittel wird mit Enzymtechnik immer weiter aufgerüstet, um Light-Produkte fit zu machen und in eine ansehnliche Form zu bringen. Und schliesslich sind es auch

Enzyme, die für die Bissfestigkeit der Cornflakes und die Gefrier-Tau-Stabilität eines Fertigteigs sorgen.

Grosse Bedeutung im Bereich der Lebensmittel und Zusatzstoffe haben sie vor allem bei der Verzuckerung von Mais und Weizen, was dann in der Zutatenliste als Glucosesirup auftaucht, bei der Entwicklung von Käse- und Fruchtaromen oder bei der Modifikation von Milcheiweiss, Molke, Fetten, Ölen und Proteinen.

Der Einsatz von gentechnisch veränderten Enzymen, der je länger je stärker viele Bereiche unseres Lebens berührt, vollzieht sich praktisch ohne kritische Begleitmusik. Dabei ist grundsätzlich unbestritten, dass alle Eiweissbausteine auch ein Allergiepotential bergen. Das lehrt auch die Geschichte der Enzymtechnologien und sollte zu grösserer Umsicht in allen Bereichen mahnen. Die Hautärztin und Nationalrätin Ruth Gonseth hat mehrfach vor einer weiteren Allergisierung der Bevölkerung durch Gen-Enzyme gewarnt. Tatsache ist, dass in allen Industrienationen die Zahl der Allergiker rasant steigt, so dass sich eine kritische Sicht aufdrängt. Auch für die hohe Zahl von Candida-albicans-Erkrankungen in den USA und Europa gibt es eine mögliche Erklärung: Für die Amylase, die erste Stufe der Stärkeverflüssigung mit Gen-Enzymen, wurde in den Vereinigten Staaten bereits Anfang der achtziger Jahre als zweiter Schritt die gentechnische Optimierung mit Aspergillus-Schimmelpilzen genehmigt. Die Stärkeverzuckerung zum «High Fructose Corn Sirup» (HFCS) ist das erfolgreichste Massenprodukt der Gentechnologie und nach den Waschmitteln der grösste Einsatzbereich für Enzyme.

Dass mit isolierten Enzymen grundsätzlich ein Allergierisiko verbunden ist, hängt mit ihrer Eiweissstruktur zusammen. Die gentechnische Produktion erhöht nicht nur das allergene Potenzial, sondern potenziert vor allem die Einsatzmöglichkeiten. Es ist die wachsende Flut unterschiedlicher Substanzen, die in Produkten auftauchen, in denen sie bisher nicht vorhanden waren, die eine Vielzahl allergischer Reaktionen auslösen.

Süssstoffe dienen dazu, Lebensmitteln einen Süssgeschmack zu verleihen oder diesen zu verstärken. Sie können auch, wie im Falle der Zuckeraustauschstoffe, diätetischen Zwecken dienen. Süssstoffe werden mit Gattungs- und Einzelbezeichnung, teilweise auch mit der E-Nummer, deklariert.

Enzyme werden in der Lebensmitteltechnologie vielfältig eingesetzt. Sie bauen im Brot die Stärke schneller ab, werden zur Herstellung von Fruchtsäften, zur Käsereifung und zur Milchgerinnung eingesetzt und dienen der Produktion von flüssigem Invertzucker. Enzyme werden in immer grösserem Umfang gentechnisch hergestellt.

E 950	Acesulfam K	Künstlicher Süssstoff (200-mal süsser als Zucker), hitzestabil. Getränke, Süsswaren, Light-Produkte, Süsstabletten.	
E 951	Aspartam	Künstlicher Süssstoff, synthetisch aus den Aminosäuren Phenylalanin und Asparaginsäure hergestellt. Nicht hitzestabil. Wird in den USA für Migräne, Kopfschmerz und eine grosse Zahl weiterer gesundheitlicher Störungen verantwortlich gemacht. Gentechnische Herstellung nur in den USA und in Japan. Getränke, Kaugummi, Milchprodukte, Süsstabletten.	A M Gen
E 952	Cyclamat	Künstlich hergestellter Süssstoff. Getränke und Diabetikerlebensmittel.	A
E 953	Isomalt	Künstlich hergestellter Süssstoff, kann auch gentechnisch aus Mais hergestellt werden. Süsstabletten und Tiefkühlkost.	A Gen
E 954	Saccharin	Künstlicher Süssstoff, bitterer und metallischer Beigeschmack möglich, 500-mal süsser als Zucker. Desserts, Getränke, Essigkurken, Salatsaucen.	A
E 957	Thaumatin	Natürlicher Süssstoff, 1500-mal süsser als Zucker. Kaugummis, Desserts.	Gen

E 959	Neohesperidin DC	Künstlicher Süssstoff, kommt auch natürlich in Zitrusfrüchten vor. Ketchup und Zitronengetränke.	
E 965	Maltit, Maltitsirup	Zuckeraustauschstoff und künstliches Süssungsmittel. Marzipan und Süsswaren.	
E 966	Lactit	Zuckeraustauschstoff und künstliches Süssungsmittel. Wirkt abführend. Desserts, Backwaren.	
E 967	Xylit	Zuckeraustauschstoff und künstliches Süssungsmittel. Wirkt abführend. Kaugummis, Süsswaren.	
E 999	Quillajaextrakt	Natürliches Schaummittel aus Baumrinde, enthält Saponine, die die Blutgerinnung beeinflussen; war lange in Deutschland und in der Schweiz verboten.	A
E 1103	Invertase	Enzyme, werden vor allem zur Produktion von flüssigem Invertzucker hergestellt.	Gen
E 1105	Lysozym	Konservierungsstoff für Käse, beschleunigt das Gerinnen der Milch. Wird aus Hühnereiern hergestellt.	A Gen
E 1200	Polydextrose	Künstlicher Füllstoff, kann abführend wirken.	
E 1201	Polyvinylpyrrolidon	Künstliches Flockungsmittel, muss nicht deklariert werden.	
E 1202	Polyvinylpolypyrrolidon	Künstliches Flockungsmittel, muss nicht deklariert werden.	
E 1404	Oxydierte Stärke	Natürliches Verdickungs- und Überzugsmittel. Herstellung aus genverändertem Mais möglich.	Gen
E 1410	Monostärkephosphat	Natürliches Verdickungs- und Überzugsmittel.	Gen
E 1412	Distärkephosphat	Natürliches Verdickungs- und Überzugsmittel.	Gen
E 1413	Phosphatiertes Distärkephosphat	Natürliches Verdickungs- und Überzugsmittel.	Gen
E 1414	Acetyliertes Distärkephosphat	Natürliches Verdickungsmittel und Stabilisator.	Gen
E 1420	Acetylierte Stärke	Natürliches Verdickungsmittel und Stabilisator.	Gen

E 1422	Acetyliertes Distärkeadipat	Natürliches Verdickungsmittel und Stabilisator.	Gen
E 1440	Hydroxypropylstärke	Natürliches Verdickungs- und Geliermittel. Herstellung aus genverändertem Mais möglich.	Gen
E 1442	Hydroxypropyl-distärkephosphat	Natürliches Verdickungs- und Geliermittel.	Gen
E 1450	Stärkenatriumoctenyl-succinat	Natürliches Verdickungsmittel und Stabilisator.	Gen
E 1451	Acetylierte oxidierte Stärke	Natürliches Verdickungs-, Überzugsmittel und Füllstoff. Kann gentechnisch hergestellt werden.	Gen
E 1505	Triethylcitrat	Künstlicher Trägerstoff. Nur in Eiklarpulver zugelassen.	Gen
E 1518	Glycerintriacetat	Künstlicher Trägerstoff, Herstellung aus genverändertem Soja möglich.	T Gen

Weiterführende Literatur

Annelies Furtmayr-Schuh: *Food-Design statt Esskultur, Postmoderne Ernährung,* dtv München 1993

Udo Pollmer u. a.: *Vorsicht Geschmack,* Hirzel Verlag, Stuttgart und Leipzig 1998

Hans-Ulrich Grimm: *Die Suppe lügt – Die schöne neue Welt des Essens,* Verlag Klett Cotta 1997

Ingrid Reinecke: *Lügen, Lobbies, Lebensmittel,* Verlag Antje Kunstmann, München 1997

Bernhard Epping: *Geheime Rezepte – Wie die Gentechnik unser Essen verändert,* Hirzel Verlag, Stuttgart und Leipzig 1997

Hohenheimer Umwelt Journal: *In Teufels Küche,* Universität Hohenheim, 7000 Stuttgart 70.

Zum Autor

Heinz Knieriemen ist Journalist und stv. Chefredaktor der in Aarau erscheinenden Zeitschrift «Natürlich», Autor und Mitautor mehrerer Bücher und einer grossen Zahl von Fachpublikationen im Bereich Ernährung, Gesundheit, Ökologie. Eine erste kommentierte Veröffentlichung einer vollständigen Liste der E-Nummern erschien in «Natürlich» 11-1987. Journalistenpreis 1998 der vitaminINFO Zürich. Lebt mit Frau und 5 Kindern in Bellach bei Solothurn.

Die Zusatzstoffe alphabetisch

A

Acesulfam K	E 950
Acetylierte Stärke	E 1420
Acetyliertes Distärkeadipat	E 1422
Acetyliertes Distärkephosphat	E 1414
Adipinsäure	E 355
Agar-Agar	E 406
Alaun	E 522
Alginsäure	E 400
Allurarot AC	E 129
Alpha-Tocopherol	E 307
Aluminium	E 173
Aluminiumammoniumsulfat	E 523
Aluminiumkaliumsulfat (Alaun)	E 522
Aluminiumnatriumsulfat	E 521
Aluminiumsilicat (Kaolin)	E 559
Aluminiumsulfat	E 520
Amaranth	E 123
Amidiertes Pektin	E 440b
Ammoniak	E 527
Ammoniakcouleur	E 150c
Ammoniumalginat	E 403
Ammoniumcitrate	E 380
Ammoniumglutamat	E 624
Ammoniumhydroxid (auch: Ammoniak, Salmiakgeist)	E 527
Ammoniumphosphatide, Ammoniumsalze von Phosphatidsäuren	E 442
Ammoniumsulfate	E 517
Ammoniumsulfit-Couleur	E 150d
Anthocyane	E 163
Apfelsäure	E 296
Argon	E 938
Ascorbylpalmitat, -stearat	E 304
Ascorbinsäure (Vit. C)	E 300
Aspartam	E 951
Ätzkalk	E 529
Ätznatron	E 524
Azorubin	E 122

B

Bentonit	E 558
Benzoesäure	E 210
Bernsteinsäure	E 363
Beta-Apo-8-Carotinal	E 160e
Beta-Apo-8-Carotinester	E 160f
Betanin	E 162
Bienenwachs	E 901
Bixin	E 160b
Blutlaugensalz, gelbes	E 535
Borsäure	E 284
Braun FK	E 154
Braun HT	E 155
Brillantblau FCF	E 133
Brillantsäure Grün	E 142
Brillantschwarz	E 151
Butylhydroxyanisol (BHA)	E 320
Butylhydroxytoluol (BHT)	E 321

C

Calcium 5'-ribonucleotid	E 634
Calciumacetat	E 263
Calciumalginat	E 404
Calciumaluminiumsilicat	E 556
Calciumascorbat	E 302
Calciumbenzoat	E 213
Calciumcarbonat (Kreide)	E 170
Calciumchlorid	E 509
Calciumcitrat	E 333
Calciumdinatrium-ethylendiamintetraacetat (Calciumnatrium ETA)	E 385
Calciumferrocyanid, gelbes Blutlaugensalz	E 538
Calciumgluconat	E 578
Calciumglutamat	E 623
Calciumguanylat	E 629
Calciumhydrogensulfit	E 227
Calciumhydroxid (auch: gelöschter Kalk, Kalkmilch)	E 526

Calciuminosinat E 633
Calciumlactat E 327
Calciummalate E 352
Calciumorthophosphorsäure E 341
Calciumoxid (auch: gebrannter Kalk, Ätzkalk) E 529
Calciumpropionat E 282
Calciumsilicat E 552
Calciumsorbat E 203
Calciumstearoyl-2-lactylat E 482
Calciumsulfat (Gips) E 516
Calciumsulfit E 226
Calciumtartrat E 354
Candelillawachs E 902
Capsanthin E 160c
Caramel E 150a
Carbamid E 927
Carboxymethylcellulose E 466, 469
Carnaubawachs E 903
Carotine, Beta-Carotin E 160a
Carrageen E 407
Cellulose, Pulvercellulose E 460
Chinolin-gelb E 104
Chlorophylle E 140
Citronensäure E 330
Citronensäureester E 472c
Cochenille E 120
Cochennillerot A E 124
Curcumin E 100
Cyclamat E 952

D

Delta-Tocopherol E 309
Dimethyldicarbonat E 242
Dimethylpolysiloxan (auch: Silikonöl) E 900
Diphenyl, Biphenyl E 230
Diphosphate E 450
Distärkephosphat E 1412
Distickstoffmonoxid (auch: Lachgas) E 942
Dodecylgallat E 312

E

Echtes Karmin (Cochenille) E 120
Eisen-2-Gluconat E 579
Eisen-2-Lactat E 585
Eisenoxide, -hydroxide E 172
Erythrosin E 127
Essigsäure E 260
Essigsäureester von Mono- und Diglyceriden von Speisefettsäuren E 472a
Essig- und Weinsäureester, gemischte E 472f
Ethylmethylcellulose E 465
Eucheuma-Algen, behandelte E 407a

F

Fettsäuren E 570
Fumarsäure E 297

G

Gamma-Tocopherol E 308
Gelb-orange S E 110
Gellan E 418
Gips E 516
Glucondeltalacton E 575
Gluconsäure, Gluconat E 574
Glutaminsäure, Glutamat E 620
Glycerin E 422
Glycerinester aus Wurzelharz E 445
Glycerintriacetat E 1518
Glycin und dessen Natriumsalze E 640
Gold E 175
Guanylsäure E 626
Guarkernmehl E 412
Gummi arabicum E 414

H

Helium E 939
Hexamethylentetramin E 239
Hydroxypropylcellulose E 463
Hydroxypropyldistärkephosphat E 1442
Hydroxypropylmethylcellulose E 464
Hydroxypropylstärke E 1440

Natriumalginat	E 401
Natriumaluminiumsilicat, Kieselsäure	E 554
Natriumascorbat	E 301
Natriumbenzoat	E 211
Natriumcarbonat (Soda)	E 500
Natriumcitrat	E 331
Natriumdiacetat	E 262
Natriumdisulfit	E 223
Natriumferrocyanid, gelbes Blutlaugensalz	E 535
Natriumgluconat	E 576
Natriumglutamat	E 621
Natriumguanylat	E 627
Natriumhydrogencarbonat (Natron)	E 500
Natriumhydrogensulfit	E 222
Natriumhydroxid (auch: Ätznatron, Natronlauge)	E 524
Natriuminosinat, Inosinat	E 631
Natriumisoascorbat	E 316
Natriumkaliumtartrat	E 337
Natriumlactat	E 325
Natriummalate	E 350
Natriumnitrat	E 251
Natriumorthophenylphenol	E 232
Natriumorthophosphorsäure	E 339
Natriumpropionat	E 281
Natriumstearoyl-2-lactylat	E 481
Natriumsulfate	E 514
Natriumsulfit	E 221
Natriumtartrat	E 335
Natriumtetraborat, Boraxfett	E 285
Natron	E 500
Natronlauge	E 524
Neohesperidin DC	E 959
Nisin	E 234
Nitritpökelsalz, Natriumnitrit	E 250

O

Octylgallat	E 311
Orthophenylphenol	E 231
Orthophosphorsäure	E 338
Oxidierte Stärke	E 1404

P

Patentblau V	E 131
Pektin	E 440a
Pflanzenkohle	E 153
pHB-Ester und Verbindungen	E 214
pHB-Ester-Natrium-Verb.	E 215
pHB-Methylester	E 218
pHB-Methylester-Natriumverbindungen	E 219
pHB-n-Propylester	E 216
pHB-n-Propylester-Natriumverbindungen	E 217
Phosphatiertes Distärkephosphat	E 1413
Polydextrose	E 1200
Polyethylenwachsoxidate	E 914
Polyglycerinester von Speisefettsäuren	E 475
Polyglycerin-Polyricinoleat	E 476
Polyoxyethylen(40)stearat	E 431
Polyoxyethylen-sorbitan-monolaurat (Polysorbat 20)	E 432
Polyoxyethylen-sorbitan-monopalmitat (Polysorbat 40)	E 434
Polyoxyethylen-sorbitan-monostearat (Polysorbat 60)	E 435
Polyoxyethylen-sorbitan-tristearat (Polysorbat 65)	E 436
Polyoxyethylen-sorbitan-monooleat (Polysorbat 80)	E 433
Polyphosphate	E 452
Polyvinylpolypyrrolidon	E 1202
Polyvinylpyrrolidon	E 1201
Pottasche	E 501
Propionsäure	E 280
Propylenglycolalginat	E 405
Propylenglycolester von Speisefettsäuren	E 477
Propylgallat	E 310

Q

Quillajaextrakt	E 999